刺络新见

刘少明刺络疗法临床精粹

学术指导　刘少明

主　　编　刘　娟

副主编　牛静虎　刘　欣　纪昌春

编　　委　茹丽丽　梁东升　邹　维

　　　　　郭小川　杨　静

西安交通大学出版社

XI'AN JIAOTONG UNIVERSITY PRESS

图书在版编目(CIP)数据

刺络新见:刘少明刺络疗法临床精粹 / 刘娟主编. — 西安:西安交通大学出版社,2024.1
ISBN 978-7-5693-3515-6

Ⅰ.①刺… Ⅱ.①刘… Ⅲ.①放血疗法(中医) Ⅳ.①R245.31

中国国家版本馆 CIP 数据核字(2023)第 226578 号

书　　名	刺络新见　刘少明刺络疗法临床精粹	
主　　编	刘　娟	
责任编辑	张沛烨	
责任校对	李　晶	

出版发行　西安交通大学出版社
　　　　　(西安市兴庆南路1号　邮政编码710048)
网　　址　http://www.xjtupress.com
电　　话　(029)82668357　82667874(市场营销中心)
　　　　　(029)82668315(总编办)
传　　真　(029)82668280
印　　刷　西安五星印刷有限公司

开　　本　710mm×1000mm　1/16　印张 13.5　字数 201 千字
版次印次　2024 年 1 月第 1 版　2024 年 1 月第 1 次印刷
书　　号　ISBN 978-7-5693-3515-6
定　　价　68.00 元

如发现印装质量问题,请与本社市场营销中心联系。
订购热线:(029)82665248　(029)82667874
投稿热线:(029)82668805

序一

中华医学源远流长，其发端大致在华夏民族的原始时代。春秋时已有医缓曾提出疾病有"在肓之上，膏之下，攻之不可，达之不及，药不至焉"的论断，医和则强调"阴淫寒疾，阳淫热疾，风淫末疾，雨淫腹疾，晦淫惑疾，明淫心疾"，提出了百病发生的观点，为我国后世医学奠定了医学的框架。经过千百年的实践、积累，中医学形成了极其丰硕的理论体系与临床实践，在我国现今的医学体系中呈现出独特的风景。

少明主任医师是我的校友，也是我的学长，在中医药学术方面多有造诣，我很是佩服，加之有同乡之谊，尤觉亲切。近日闻兄长有新作大成，题曰《刺络新见　刘少明刺络疗法临床精粹》，且将付梓，不觉怀思其勤勉，且感叹其执着。

少明兄长与我先后就读于陕西中医学院，因而于我有学长之谊。1977年底，我刚入校不久，他便已经毕业奔向了工作岗位。几十年来，他身先士卒，既做"良相"，更为"良医"，不仅成为名副其实的"双肩挑"，更为我们树立了学习的榜样。作为"良相",他无论在学校做校长,在研究机构、医院做院长,还是在省政府做厅长,都全身心地投入其中,科研依理,济世为民,为陕西的卫生健康事业做出了突出贡献。作为"良医",他被誉为"陕西名中医"的楷模。作为学者,他持守孙思邈"大医精诚"的精神,践行儒家的"仁爱"情怀,不断精求医术,尤擅于将临床经验总结归纳、提炼升华,《刺络新见 刘少明刺络疗法临床精粹》便是他多年刺络疗法诊治经验的总结,而"新"字,更是其"精粹"所在。

刺络疗法源远流长,已经有千百年的历史。据有关统计,仅《黄帝内经》中与刺络相关的记载便有160处之多,专论"刺络"的也有40多条。如《素问·根结》篇的"视其血络,刺出其血,无令恶血得入于经,以成其疾",《灵枢·禁服》篇的"调其虚实,血实乃止,泻其血络,血尽不殆矣"等,可见当时的认识基本以泻"盛络""横络""结络"的瘀阻气血实证为主,尽管已经关注到"虚络",提出"神不足者,视其虚络,按而致之,刺而利之,无出其血,无泄其气,以通其经,神气乃平",对于"虚络"治疗谨守"无出其血,无泻其气"之法,不用泻其血气的刺络放血,而采取"陷下则灸之"等方法。

刺络放血历史悠久且被广泛应用,但传承的主要是《黄帝内经》治疗实证、热证以及血瘀证的原则,局限性比较明显,创新显然不足。少明兄长经过大量实践和深入研究,在本书中将刺络放血的方法用于虚证、寒证以及气血不足、脏腑虚损等证的治疗,不仅疗效可靠、稳定,且受到患者的普遍欢迎。这些独创性质的实践,不仅支持了临床,拓宽了传统认识在现代的临床应用,更丰富、发展了刺络放血的方法和理论。这与近年吴以岭院士在"络脉学"中的认识可谓殊途同归,但少明兄长更强调络脉中血气以"满溢盈灌"的方式在运行,当气血不足之时,脉络不能充盈,血气则不能溢出而灌注到周围脏腑、器官,出现"久病入络"的虚寒、"虚络"病。通过刺络之法,使虚络中瘀阻去除,新的气血才能充盈,使络脉重新"满溢盈灌"而发挥作用。

通过对《刺络新见 刘少明刺络疗法临床精粹》的学习和体悟，我深感受益匪浅，很愿意将本书推荐给更多的读者和使用者，希望有更多的同仁能不断传承精华、守正创新，让中医针灸这一古代科技的结晶在当今时代再放异彩，为人类健康做出更大的贡献。

中国中医科学院　首席研究员

中国针灸学会　会长　刘保延

世界针灸学会联合会　主席

2023 年 10 月

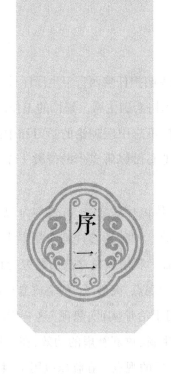

序一

很高兴能为《刺络新见　刘少明刺络疗法临床精粹》一书作序。这是中医针灸理论研究方面又一新的突破,具有很高的学术和临床实用价值。作为中医药界的同仁,我对此书的出版深感欣慰。

多年来,我和刘少明主任医师一直保持着密切往来,或谈工作,或叙友情,或探讨、交流中医临床及学术上的问题。认识少明是在1982年陕西省第一届针灸提高班上。当时我是授课教师,他勤恳钻研、不耻下问、虚心好学的精神给我留下了深刻的印象。1991年,我受陕西省卫生厅的委托,带队去宝鸡市中医学校检查工作。再次见到少明时,他已是这所学校充满活力、年轻有为的校长,其教学及管理等各项工作均走在了全省的前列,至今记忆犹新。1995年,刘少明调入陕西省中医药研究院、陕西省中医医院工作,任副院长、院长、党委副书记。工作性质也由中医教学转为中医药科研和中医临床的管理。其间他心系临床,不忘科研,奋发踔厉,倾心于中医药理论的研究创新,亲自担任医院国家级重点专科针灸学科带头人,专注于应用刺络疗法治疗各类痛证,在温灸法对热证的治疗方面进行不懈探索,取得显著成效,曾连续三年获得陕西省科技进步奖二等奖。2007年，刘少明担任陕西省卫生厅厅长、党组书记，兼任陕西省医学会会长、陕西省科学技术协会副主席。繁忙的工作之余仍然不忘基层中医机构的建设发展和人才培养，不忘中医理论的学习和中医典籍的研读，坚持中医针灸理论的研究与创新，悉心做好研究生的带教工作，为陕西中医药事业的发展做出了突出贡献。

刺络放血疗法是针灸传统疗法之一，古代称为"启脉""刺络"，俗称"刺血疗法"。这是祖国医学中的一种独特的针刺治疗方法，广泛流传于民间。长期以来，刘少明主任医师潜心于刺络放血疗法的研究与创新，师古不泥，在"刺络放血"方面形成了其独特的观点，突破了"刺络放血疗法具有祛瘀通络、开窍泻热、消肿止痛的作用，多用于治疗实证、热证"这一传统的认识，独到地提出了"刺络放血疗法具有祛瘀生新、攻邪补虚的功效，在一些临床中即便是虚证，甚至是虚寒证，也可大胆用之"的观点。在临床应用中，刺络放血疗法不仅适用于急证、热证、瘀血和经络瘀滞等各种实证，也可用于气血亏虚、阴阳偏衰等多种虚证，发展了刺络放血疗法的功效及治疗范围，丰富了针灸传统疗法的内容，值得进一步的研究探索。

《刺络新见　刘少明刺络疗法临床精粹》一书，收录和介绍了刘少明的成长历程、学术贡献、学术主张、临床特色、临床经验、典型医案及研究进展，是对他多年来临床研究成果和临床经验的系统总结，具有鲜明的学术特色及独特的创新性和临床指导价值。相信该书的出版，必将对刺络放血疗法学术交流和临床应用起到积极的促进作用。我也希望广大的中医药同仁能够学习、掌握、运用刺络放血疗法，并让这种疗法能为传承发扬祖国医药事业、服务人类健康做出新的贡献。

国医大师　杨震

2023 年 10 月

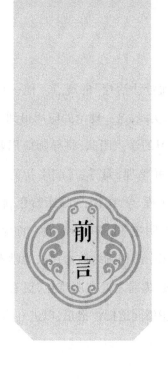

前言

　　中医药是中华民族的伟大瑰宝,在人类几千年的历史长河中,为中华民族的繁衍生息与健康做出了不可磨灭的贡献。针灸是中医药的重要组成部分,是中国古代劳动人民创造的一种独特的医疗方法,是国家级非物质文化遗产之一。随着时代的发展,针灸学理论也有了新的发展,其中的刺络放血疗法在现代中医药学的发展中也被赋予了新的生命力。当代名老中医是中医药文化的承载者,对其学术思想与临床经验的传承是现代中医药发展的重要组成部分。

　　刘少明主任医师、研究员是陕西省名中医、首届全国中医药传承博士后合作导师、国家级重点专科针灸学科学术带头人。他精通中医、针灸理论,临床经验丰富,擅长应用刺络放血疗法治疗内科及疑难杂病,他一生致力于刺络放血疗法临床应用的研究。他师古而不泥古,在刺络放血疗法的应用中形成了独特的观点,突破了"刺络放血疗法具有祛瘀通络、开窍泄热、消肿止痛的作用,多用于治疗实证、热证"这一传统认识,独到地提出了"刺络放血疗法具有祛瘀生新、攻邪补虚的功效,即便对于一些属于虚证、寒证以及气血不足、脏腑虚弱等虚损性疾病,亦可应用刺络放血疗法治疗"的观点。他一直强调"久瘀不祛,新血不生"的主张,经大量的临床实践,这一理论的应用得到了验证,临床疗效显著。

十几年来,跟随他学习的学生团队,将导师应用刺络放血疗法治疗疾病的临床经验及典型验案收集并整理,编写了《刺络新见 刘少明刺络疗法临床精粹》一书。该书分为医路历程、学术主张、临床特色、临床经验、经典验案、学术访谈6个部分,介绍了刘少明主任医师治疗痛症、面瘫、中风及其他疑难杂症的临床经验,呈现了他在临床中应用刺络放血疗法的学术主张、临床思路与特色。

由于编者的水平有限,疏漏之处在所难免,更有对刘少明学术思想及临证经验未能全面展现之虑,还望同道批评指正,以进一步修改完善。

编 者

2023 年 11 月

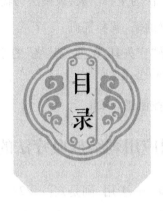

目 录

第一章 医路历程

一、我以岐黄报桑梓

1954 年 3 月,刘少明出生在关中西部姜水之岸陈仓的一个普通农家。其祖辈皆以务农为生,先祖贤德,淳朴善良的家风感染着自幼聪颖好学的他。少年时代课余时间,他热心参加生产队的集体劳动,主动分担家务,为村里孤寡老人帮忙,时常得到村民的赞许。然而,那时的农民生活还比较贫困,农村缺医少药,农民"小病拖,大病扛,得了重病见阎王"的现象十分普遍。他也曾亲眼看到村里一个好端端的青壮年社员,在集体劳动时突然中风倒地,也有农妇半夜三更因难产在抬往县城的路上便没有了呼吸,还有一些老年慢性病患者,因无钱看病就医,常年卧床不起,忍受着病痛的折磨。看到这些现象,他经常一个人坐在田埂上发呆,心想如果自己是个医生该多好啊! 1971 年农历腊月廿三下午,正值寒风刺骨、滴水成冰的时节,刘少明因奋力抢救落入渠水中的生产队集体财产,在冰冷的渠水中浸泡时间过长,被社员拽上岸时浑身发抖、口唇青紫,后又高烧不退被送往医院住院治疗。在住院期间,他目睹了更多患者的苦痛和艰难,从此萌发并逐渐坚定了要当医生的理想。由于当时农村条件的限制,他托亲戚、熟人四处寻找相关医学书籍,最后只找到了一本《赤脚医生手册》和一张针灸穴位挂图,这让他如获至宝,劳动之余和夜深人静之时便偷偷地学了起来。他还时常在下工后跑到大队的合作医疗站,看村上的"赤脚医生"诊病、换药、扎针、拔罐。他也曾在县城药店买来银针,在自己身上找穴位、练手法,恨不能马上成为一名为农民解除疾病痛苦的医生。

1973 年，刘少明通过参加全国统考，进入了梦寐以求的陕西中医学院学习深造。他十分珍惜这难得的大学生活，如饥似渴地在书本中寻奇探幽、披沙拣金，牢记"一切道术，必有本源，未有目不睹汉唐以前之书，徒记时尚之药数种，而可为医者"之师训，利用一切可以利用的时间刻苦熟读并背诵《汤头歌》《药性赋》《濒湖脉学》《医学三字经》《黄帝内经》《伤寒论》等经典著作。1976 年，经过 3 年多大学的培养与熏陶，他以优秀的成绩毕业，被分配到宝鸡市中医医院，从事内科病的诊治工作。其间，他不忘初心，虚心向老中医学习，向老专家请教，一心扑在临床上，热心服务每一位患者，临床诊治水平快速提升。每个周末回家看望父母时，本村及邻村的父老乡亲都会纷纷上门找其诊病。每到这时他总会热情相迎，尽其所学为乡亲们把脉、开方、针灸、按摩，尽最大努力减轻乡亲们的病痛，其医术也很快得到了乡亲们的认可和好评。

在热心服务好患者的同时，刘少明还非常重视对临床经验的总结与创新。在门诊工作中，他发现心血管疾病患者占有相当大的比例，便潜心钻研适合当地农村患者特点、疗效显著、服用方便、价格低廉的中药方剂。经反复临床观察和验证，终于成功研制了用于治疗冠心病的"康心Ⅱ号片"制剂，因效果较好而被宝鸡市中医医院确定为院内制剂，在临床中得到患者的普遍好评。

二、身正为范药自真

孙思邈在《千金要方·大医精诚》中提出："凡大医治病，必先安神定志，无欲无求，先发大慈恻隐之心，誓愿普救含灵之苦。"刘少明大学毕业后，就职于宝鸡市中医医院，在此工作的近 10 年中，他时刻牢记先贤教诲，严于律己，勤学不辍，将中医理论与临床实践紧密结合，养成了白天上门诊或在病房管理病人，晚上整理研究病案笔记，对照学习、重温古人经方验方的良好习惯，这使其中医理论和临床经验在实践中不断积累，连续多年被评为先进医务工作者。这一时期，刘少明优秀的医院管理才能也得以崭露头角。

1985 年，刘少明被中共宝鸡市委办公室任命为市级机关卫生所所长。在此期间,他针对患者中老年病、慢性病多发的特点,充分发挥自身的中医药特长,突出中医药简、便、廉、验的优势,热心服务每一位患者,有效解除、缓解患者的病痛,医术广获赞誉。1989 年 7 月,经上级组织推荐、考察,刘少明先后被任命为宝鸡市中医药学校副校长、校长。在学校工作的 7 年多时间里,他抓管理、促教学,以"严、实、活、高"四个字为目标,使学校教学质量和管理水平大幅提升。宝鸡市中医药学校曾在全省中医、中药两个专业统考中双双荣获第一,且前三名均为该校考生,同时荣列全国中医药中等专科学校 18 所达标学校之一。

1995 年 3 月,由于在中医药临床及管理,特别是中医药教育方面表现突出,经过严格的组织考核和选拔,刘少明被中共陕西省委任命为陕西省中医药研究院副院长。1997 年,争取并绸缪多年的"全国七大中药临床药理基地"之一的陕西省中医药研究院顺利通过国家卫生部复审,并于 1999 年被国家药品监督管理局确认为"国家药品临床研究基地"。2000 年 3 月,刘少明任陕西省中医药研究院院长及陕西省中医医院院长、党委副书记,全面主持工作。在此期间,他为了尽快把临床医疗和中医药科研工作搞上去,一方面着手抓新药的开发研究,举全院之力支持国医大师雷忠义科研项目"丹蒌片"的研制工作,最终喜获国家药品监督管理局颁发的新药批件。另一方面着手抓医院管理,为学习借鉴兄弟省、市的中医药工作经验,他带领班子成员到全国 20 多家中医药科研、医疗单位参观学习,在充分调研的基础上,对院内中医药科研、临床两大体系的管理体制、运行机制和人事制度进行了大刀阔斧的改革,有效调动了全院干部、职工的思想积极性和工作热情,使得院内科研、医疗机构活力增强,效益提升,职工福利也有了明显改善。在刘少明和班子成员的不懈努力、多方争取下,新建了高层职工住宅,300 余户职工乔迁新居,长期困扰该院的职工住房难题得到了有效缓解。

在繁忙的行政管理工作之余,刘少明仍然心系临床,不忘科研,奋发踔厉,倾心中医药理论的研究创新,亲自担任医院国家级重点专科针灸学科带头人,坚持上门诊、查病房,参与临床治疗,组织院内会诊,潜心应用刺络疗法治疗各类痛证,特别是在温灸法对热证治疗方面的探索有独到之处。2003 年 5 月,严重急性呼吸综合征(即"非典")在全国肆虐,一时间为了防治非典,有的地方在机关、学校、街道、村头架起大锅,为群众熬制中药,出现了男女老幼排队服中药防"非典"的现象。对此,刘少明看在眼里,急在心头。他认为这种"千人一方"的防治措施,严重违背了中医辨证施治的传统疗法,便连夜疾书向媒体投稿进行科普。他的这一观点被新华社记者采纳,作为新闻通稿在全国各大媒体刊发,引起强烈反响,也得到中医药界同行的共鸣。在担任陕西省中医药研究院院长、陕西省中医医院院长期间,他还兼任中华医学会常务理事、中国医院协会常务理事、中国卫生经济学会顾问、中国中医药学会理事、国家人事部专家服务中心专家顾问委员、《陕西中医药研究》杂志编委会主任委员等社会职务,被评为"陕西省名中医"。他还担任《古今专科专病医案》丛书编委会总编审,组织编著并出版发行《脾胃病》《肝胆病》《肿瘤》《糖尿病》《皮肤病》等专著 27 册。该丛书的编辑出版,旨在继承、发扬古今著名医家学术经验,全面整理、系统展现中医专科专病治疗医案的精华,并对其内容及价值逐一加以挖掘和揭示,从而为提高中医专科专病治疗技术,促进中医疑难病的诊治,乃至推动中医学术发展等方面提供借鉴。与此同时,刘少明在不断学习借鉴前人的基础上,结合临床实践经验对针刺理论进行了深入研究与探讨,先后在国家级、省级中医药学杂志上发表学术论文 30 余篇,其中《孙思邈"阿是"理论的学术价值》《〈内经〉脾胃与长寿初探》先后被陕西省科学技术协会评为优秀论文二等奖、三等奖。

2007 年 3 月,刘少明走上了中共陕西省卫生厅党组书记、厅长的工作岗位。当时正是全国医药卫生体制改革的关键时期,作为一名长期在基层医疗卫生一线的管理者和全国少有的专家型省级卫生行政部门的主管官员,他对深化医疗卫生体制机制的改革有着深刻的认识和体会,上任不久便一心扑在改革上,在机关内部组建了卫生改革办公室,带领相关专家到先进省、市、区学习考察。为使医改方案更加切合陕西实际,他废寝忘食、夜以继日地走基层、搞调研、探实情、找对策、抓试点,提出"医改的切入点必须从县域抓起"的思路,并按照"保基本、强基层、建机制"的做法,在陕北子长县(现子长市)、关中彬县(现彬州市)、陕南镇安县作为试点进行改革,其做法得到了陕西省委、省政府和卫生部(现中华人民共和国国家卫生健康委员会)的充分肯定。2010年8月26日,陕西省政府在子长县召开全省深化医药卫生体制改革现场会,卫生部主要领导亲自与会并讲话。同年11月2日,卫生部在子长县召开全国县级医院改革发展现场会,向全国推广陕西医改经验。中央电视台"焦点访谈"和"面对面"节目,先后两次对陕西医改进行了报道和人物专访,称陕西省的医改经验是陕西对外宣传的一张靓丽的名片。与此同时,刘少明作为省级中医出身的专家型卫生主管官员,为推动全省中医药事业的振兴与发展,谋划并实施了两件大事。一是争取国家和省级财政支持,对全省107所县级中医医院进行了系统改建或新建,使全省县级中医医院的面貌焕然一新,基层中医诊疗条件和设备装备水平得到极大改善和提升,并在全省持续开展中医特色专科专病建设和基层中医药人才培养工作。同时,他提出全省乡镇卫生院要有中医科,村卫生室要开展中、西医两法诊疗的要求。二是在制订农村新型合作医疗报销政策时,在全国率先推行提高中医药诊疗费、治疗费和药品费报销比例的做法,有力提升了基层中医药机构的运营活力,有效减轻全省新型农村合作医疗基金的使用压力。

在厅长岗位工作时,刘少明有一个习惯,就是在下基层检查或调研时一般不提前打招呼。无论是山区还是平原,途中发现有村卫生室、乡镇卫生院或医疗卫生机构便要求临时停车,察看、了解基层医疗卫生机构房屋、设备、药品和人员配置情况,了解相关政策、制度、规章的执行和落实情况,征求基层医务人员对卫生改革的意见和建议。他还多次到农民家中或田间地头与农民交谈,问农民参加新型合作医疗没有,看病方便不方便,孩子打疫苗了没有。在基层调研,他最爱去的是中医医院,最爱翻阅的是住院病历,最爱进的是住院病房。而每当走进病房后,往往就忘记了自己的厅长身份,好像这里的每一位患者都是自己的亲人,每每笑脸相迎、亲切交谈。有时说着说着便抓起住院病人手腕开始望、闻、问、切,与主管医生讨论诊疗方案,随行人员戏称他"不务正业"。

即使在繁杂的卫生行政管理工作中,刘少明始终不忘对中医理论知识的学习和钻研,其办公桌上、书柜中、茶几上总是堆放着《黄帝内经》《神农本草经》

《千金要方》《金匮要略》等中医药学经典书籍和学术杂志。周末或节假日，只要不出差、不开会，他的办公室又成了研究生的"课堂"。日常也有群众、机关干部在上班时间找他诊病、开方或针灸治疗。有同事看他整天工作太忙太累，便打趣地批评他今后不许在办公室"非法行医"！

"老牛自知夕阳晚，不用扬鞭自奋蹄。"2017年5月，刘少明从领导岗位退了下来，改任陕西省人民政府参事。为了有效改善全省妇女儿童就医条件，扩大医疗保健服务能力，陕西省委、省政府决定在原陕西省妇幼保健院的基础上，组建西北妇女儿童医院，刘少明兼任西北妇女儿童医院党委书记、理事会理事长。其间，他同班子成员一起，宵衣旰食，奋力担当，从征地、设计、施工到投入使用，只用了不到3年的时间。如今这所大型现代化的三级甲等妇儿专科医院，正为陕西及毗邻地区的妇女、儿童提供优质的医疗服务，得到了社会和广大人民群众的普遍好评。与此同时，他非常珍惜这个人生难得的宝贵时机，以更加充沛的精力投身于中医药学术的研究和中医研究生的带教与培养中。其学术研究成果连续3年获得陕西省科学技术进步二等奖，先后共带教培养了8名博士后、博士研究生、硕士研究生，这些学生现今都是坚持中医药守正创新、传承发展的佼佼者。

三、梅花香自苦寒来

刘少明精通中医、针灸理论，临床经验丰富，为国家级重点专科针灸学科带头人。在长期的临床实践中，他不断地钻研、探索，师古而不泥古，在刺络放血方面形成了独特的观点，突破了"刺络放血疗法具有祛瘀通络、开窍泻热、消肿止痛的作用，多用于治疗实证、热证"这一传统认识，独到地提出了"刺络放血疗法具有祛瘀生新、攻邪补虚的功效，在一些临床中即便是虚证，甚至是虚寒证，也可大胆用之"的观点。因此，他提出刺络放血疗法不仅适用于急证、热证、瘀血和经络瘀滞等各种实证，而且也可用于气血亏虚、阴阳偏衰等多种虚证，发展了刺络放血疗法的功效及治疗范围。

刘少明在治疗一些疑难病症中，不拘泥于《黄帝内经》《针灸大成》等典籍的治疗手段,大胆创新,在前人只能进行针刺和艾灸的穴位上进行点刺放血,常常取得意想不到的良好疗效。对足三里、气海、关元等具有补虚作用的穴位,进行刺络放血,疗效显著,为患者解除了病痛,发展了在腧穴上进行施治的手段。

他根据历代医家经典著作结合临床实践经验,将刺血量分为"微量、少量、中等量、大量"四种等级,并将每个等级对应的量做了具体的规定,并对各自的适用部位和适应证都有详细的论述。对于放血的工具,已不再局限于《黄帝内经》中所提到的锋针(三棱针)、铍针、镵针、毫针。临床中,刺血除了常用的三棱针、毫针外,还有痧刀(专用于割治、挑刺、泻血)、注射器(用于出血量要求大的刺血,如刺络)、皮肤针(用于虚证或刺血范围大的病症)、一次性注射器针头(用来替代三棱针)、消毒后的缝衣针(专用于挑刺法)等,丰富了放血工具的种类。他还著有《刺血疗法优势病种及操作技法》一书,该著作系统、深入地对刺络放血疗法进行了研究,对中医针灸的发展做出了贡献。

在临床思维方面,刘少明重视"通络",认为面瘫的治疗原则为"祛风通络、行气活血",在"通络"思想理论指导下,应用针刺或中药治疗面瘫均取得了较好的疗效。他所带领的学术团队经过长期的临床研究,通过对多种治疗周围性面瘫的方法进行对比筛选,结合自身经验制成面瘫贴敷膏(白附子、白胡椒、川芎、白芷、地龙、蓖麻子、甘草等多味中药按不同剂量和比例加工制成的贴敷药膏),并配合常规针刺方法治疗周围性面瘫使疗效明显增强,显著减少了面瘫后遗症的发生。目前,面瘫贴敷膏以院内制剂的形式广泛应用于临床,广大患者已从中获益。

第二章　刘少明应用刺络放血疗法的学术主张

一、凡诊病，必查络

络脉是经络系统的重要组成部分，是由经脉分出的、纵横交错，如网络般遍布全身的脉络系统。其中深入于体内的为阴络，浅出于体表的为阳络、浮络，其与经脉理论一样，在构建人体生理系统、解释病理及治疗等方面具有重要的作用。

络脉分大络、支络、细络、孙络、毛脉等，逐级分次，为数众多，结构复杂。《灵枢·脉度》载："当数者为经，其不当数者为络。"《医门法律·络病论》云："十二经生十二络，十二络生一百八十系络，系络生一百八十缠络，缠络生三万四千孙络。自内而生出者，愈多则愈小，稍大者在俞穴肌肉间，营气所主外廓，繇是出诸皮毛，方为小络，方为卫气所主。"针对如此庞杂纵横交错的络脉系统，在结构上可以看出有浅、深、末、网的四大特点。浅者，指行走浅出于表；深者，指行走深入于里，达于脏腑的幽深处；末者，指居于正经、奇经的终末部位；网者，指态势如纵横网络，错综复杂，即"支而横者为络，络之别者为孙"之意。五脏、六腑、五体等各自所属的络脉，并不是单一的，而是可以无限支横而别。络脉有表有里，有内有外，有深有浅，无处不到，无所不达，纵横交错，相互贯通，缠绕成网络，以支持复杂的气血运行、津血渗灌，从而维系着各种生命活动。

人体是一个多层次、多功能的有机体，与此相应，络脉也就表现出其功能的多维性。络脉的生理功能是多方面的，不仅是血液运行的通道，同时也是气机运行的通路。络脉从主干发出后，将运行于主干的气血不断地渗灌注于全身，从而发挥了营阴阳、濡筋骨、利关节的作用。而起始于四肢远端肤浅的络脉，又会呈向心性伸延分散，以运行气血，排泄污浊。《素问·八正神明论》云"血气者，人之神"，《灵枢·营卫生会》亦云"血者，神气也"。络脉在运行气血的同时，也必然将神机进行运转传递，因而络脉也是神机运转的重要途径之一。

络脉在机体的功能活动中担负着重要的生理作用。络脉是无处不在的，皮、肉、筋、脉、脏、腑、骨、髓均有各自的所属络脉，以支持其功能活动。络脉在很大程度上从属于经脉，故络脉的生理功能与经脉密切相关，息息相通。首先，络脉的生理功能除具有与经脉共同的生理作用外，重点是加强了十二经脉中表里两经之间的联系，输送营卫气血，渗灌濡养周身，保证经气环流，成为具体联系的纽带和效应的信使。《临证指南医案》指出："凡经脉直行，络脉横行，经气治于络，络气还于经，是其常度。"其形象地描述了络脉的流通运行状态。其次，络脉能加强血络主干与主干之间、主干与分支之间、分支与分支之间的气血联系、津液渗灌和神机运转，协调机体的整体平衡，维持体内环境的稳定。

刘少明主任医师强调在临床中要重视络脉在疾病诊断中的作用。络脉之间可以相互吻合，络脉从大到小分成无数细支遍布全身，将气血渗灌到人体各部位及组织中去，这样就使在经脉中运行的气血由线状流行扩展为面状弥散，起到营养和络属脏腑肢节的作用。也就是说，络脉既有连属作用，将经络系统中内在的脏腑与外在肌腠直接相连起来；又有承递着经脉运行的气血，将气血向内在脏腑和外在肌腠濡养灌渗的作用。

《素问·皮部论》曰："百病之始生也，必先于皮毛……邪客于皮则腠理开，开则邪入客于络脉，络脉满则注于经脉，经脉满则入舍于脏腑也"，可见络脉也是皮毛与脏腑之间、脏腑与脏腑之间外邪相互传变的通路。《灵枢·经脉》言："凡此十五络者，实则必见，虚则必下，视之不见，求之上下，人经不同，络脉异所别也。"即十五络脉有实、有虚，实则明显可见，虚则络脉陷下而不可见，通过络脉的表现，来反映经脉的病变；又"诸络脉皆不能经大节之间，必行绝道而出入，复合于皮中，其会皆见于外"，即脏腑、经络的病变皆可反映于体表之络脉。络脉之所以能够作为诊断指征，一是因为络脉浅而在表，显而易见。二是由于络脉的联络作用可广泛地将体表、经络和脏腑联系起来,它既是气血渗濡灌注的通路,又是外邪侵袭人体的门户,同时又是脏腑病变、邪毒瘀血稽留所在,因此,通过对络脉色泽、形态等病理表现的观察,可诊断某些脏腑、经络的病变。

临床上,刘少明老师常通过舌下、耳郭、四肢及躯干部浅表络脉的变化,来辨别脏腑经络的虚实以诊断疾病,具体应用如下。

(1)舌下络脉观察:观察舌腹面舌下络脉(即舌系带两侧舌下神经伴行静脉管较粗的一段)及黏膜变化,舌下络脉若表现为迂曲、怒张,呈现青紫色,黏膜出现瘀斑、瘀点者,多可判断有瘀滞之象。

(2)耳郭络脉观察:《灵枢·口问》云:"耳者,宗脉之所聚也。"《厘正按摩要术》云:"耳珠属肾,耳轮属脾,耳上轮属心,耳皮肉属肺,耳背玉楼属肝。"十二经脉都直接或间接上达于耳,因此耳与五脏六腑在生理功能上是紧密相关的。人体的内脏或者躯体发病时,耳郭的相应部位则会出现阳性反应点,故通过对耳部络脉的变化可诊断相应的脏腑经络病。如耳络呈网状,多见于急性炎症;耳络色鲜红多为急性病、实热证或痛证;色泽紫暗多为慢性病、痹病等;耳部络脉呈条段状,常见于关节痛、支气管扩张;耳部络脉扭曲呈辐射状,多见于溃疡病;耳部络脉呈扇叶状,常见于消化性溃疡;耳部络脉弧状多见于风湿性心脏病等。

(3)四肢及躯干部络脉观察:凡疼痛类疾病,常在疼痛局部或邻近部位可见显露的络脉,多呈迂曲状,甚或触之有突起感;脏腑疾病可在相应背俞穴附近出现显露的瘀络。

因此,他常强调说:"络脉显露、瘀阻之处即是刺血之处,在腧穴周围寻找表浅血络以刺之。"

二、凡治病,重通络

刘少明老师认为疾病常由外邪袭络、内伤七情、痰瘀阻络、病久入络、跌扑、金刃伤络等因素引起,导致经络脉道不通、气血不和而形成。正如《灵枢·口问》中所言:"夫百病之始生也,皆生于风雨寒暑,阴阳喜怒,饮食居处,大惊卒恐。则血气分离,阴阳破败,经络厥绝,脉道不通",《素问·调经论》

中所说"血气不和,百病乃变化而生"。故而临床治疗疾病首选刺络放血疗法以达到祛瘀通络、调和气血之效,进而使阴阳平和,疾病乃愈。

络脉是经络系统中一大组成部位,包括十五络脉、孙络、浮络、细小的血络。络脉是从经脉分出,如大树枝叶样逐层细化,进而遍布网络于全身。《灵枢·经脉》言"经脉者,伏行分肉之间,深而不见……诸脉之浮而常见者,皆络脉也",提出经脉是循行于机体分肉间的直行主干,深而在里,是经脉的分支,其大的分支即大络称为"十五别络",从十五别络又逐层细化,直至为孙络,进而形成布散于全身的络脉系统。

生理上,络脉具有濡养灌渗气血、沟通表里、贯通营卫、津血互渗的作用。疾病的发生发展过程,也与络脉密切相关,络脉循行至皮肤的最外层,输布经脉中运行的气血至六经皮部,成为机体抗御外邪的第一道屏障,在机体发病时则首当其冲。《灵枢·百病始生》篇中有说:"是故虚邪之中人也,始于皮肤,皮肤缓则腠理开,开则邪从毛发入……留而不去,则传舍于络脉,在络之时……留而不去,传舍于肠胃之外、募原之间,留着于脉,稽留而不去,息而成积,或着孙脉,或着络脉……"明确提出六淫之邪气从外侵袭至人体,由表及里,由络脉传至经脉,再由经脉传至脏腑,最终传至深入脏腑的阴络的过程。除此之外,七情内伤亦可导致络脉气机阻滞,甚至逆乱,致使脏腑之间的平衡状态被打破。如情志抑郁致肝络气机阻滞,表现为胁痛胀满;若大怒伤肝,致肝络气机上逆,则头胀痛、面红目赤;若肝气横逆,上犯脾络,致脾络不通,表现为胃脘胀满、攻痛连胁、发怒时症状加重。思虑过度而伤脾,致脾络气结,表现为脘腹胀满、不思饮食;悲伤忧思伤肺,可致肺络气机阻滞,表现为胸闷气喘等。若津液代谢失常,导致水湿痰饮等邪气形成,阻碍血液运行,则形成瘀血。瘀血、痰湿等病理产物又可作为继发性致病因素,导致络脉阻滞,引起瘀血阻络、痰湿阻络等病理机制的变化。经脉病、脏腑病迁延日久,其病气传入络脉,络脉中气血和津液的运行受到影响,则发展为络病。初病在气,久则气病及血,导致气滞血瘀,甚则积聚成形。起居不节,用力过度可致络脉损伤。金刃虫兽伤、跌打损伤亦可损伤络脉而致各种出血,甚则可造成内脏出血,出血量大时可危及生命。若络脉气血不足,气虚推血无力,则会使血行缓慢,甚或留滞于局部而为瘀。正如张锡纯在他的《医学衷中参西录》中说道:"因气血虚者,其经络多瘀滞"。《关幼波临床经验选》中亦有"气虚则血涩而痰凝"。

由以上阐述的疾病发生过程及原因来看,人体出现疾病状态时无外乎络脉瘀阻、络脉损伤、络脉空虚而形成。刘少明老师认为刺络放血法直接作用于络脉,通过放血,可以疏通络脉中瘀滞的气血、祛瘀生新,补充络脉中的气血、修复络脉是治愈疾病、缓解患者痛苦的有效手段,"通络祛瘀,调和气血"是治愈疾病的关键。

(一)"久病必瘀"

在临床上,久治不愈的顽固性疾病往往会耗气伤血,气为血之帅,气虚则推血无力,必将造成血瘀,血瘀则气机阻滞,气虚的症状又进一步加重,这也就是所谓的"久病入络"。此时若能准确地找到瘀阻的络脉,采取刺络放血疗法往往能收到意想不到的效果。对于久病的证治,《黄帝内经》中也提到了刺络放血的治疗。如《灵枢·寿夭刚柔》载:"久痹不去身者,视其血络,尽出其血。"《灵枢·终始》载:"久病者,邪气入深……必先调其左右,去其血脉,刺道毕矣。"《灵枢·九针论》说:"时者,四时八风之客于经络之中,为瘤病者也。故为之治针,必筩其身而锋其末,令可以泻热出血而瘤病竭。"《灵枢·官针》中言:"病在经络瘤痹者,取以锋针"等,对于久病者和顽固性病症的治疗,必须采用锋针以刺络放血,泻其血脉,可使顽固性病症得以根除。

(二)"痛必有瘀"

"痛必有瘀"是在中医"络病理论"中明确提出的观点,表明疼痛的病机是"痛则不通,通则不痛"。正如《外科证治全书》所言:"诸痛皆由气血瘀滞不通所致",也就是说若各种疾病中出现"痛"的症状,其病机必有瘀血阻滞。

刺络放血疗法最早见于《黄帝内经》,其有说到"刺络者,刺小络之血脉也""宛陈则除之,出恶血也"。刺络放血疗法是指采用三棱针等工具在一定的腧穴或病变相关区域寻找瘀滞之络脉点刺放血,可使恶血邪气尽出,从而达到疏通经络、调畅气血的目的,具有消肿散瘀、泻热止痛等作用。金元时期的张子和也认为刺络放血攻邪最捷,故在其《儒门事亲》中所记载的针灸医案,几乎都是刺络放血取效。

刘少明老师在治疗痛证方面,针对"不通则痛"的病机,认为刺络放血疗法是通络止痛的最佳方法,并将此方法应用到多种痛证的临床治疗之中。在此基础上,刘少明所带领的学术团队,对刺络放血治疗痛证,特别是膝骨关节炎的作用机理也做了深入的实验研究,研究结果显示:刺络放血疗法能够显著降低骨内压力,抑制血液中细胞因子 $IL-1\beta$、$TNF-\alpha$ 的产生,从而更好地抗炎、减压,达到治疗目的。

《灵枢·经脉》曰:"经脉者,所以能决死生,处百病,调虚实,不可不通。"经络具有联系表里、通达内外、联络肢节的作用,它还能将气血运达全身,以保持人体的正常生理功能。若经络不通则可导致脏腑阴阳失衡,从而引发各种疾病。气血是人体脏腑、经络等进行正常功能活动的基本物质,气血异常是人体发生疾病的重要病机之一。当外邪侵袭,抑或脏腑功能失调导致气血瘀滞时,络脉上会有相应的病理改变,即所谓"病在血络"。针对此病理机制,直接在络脉上采用放血疗法,可使瘀血尽出,邪气随之而去。同时,刺络放血疗法可通过直接刺血而达到调气之效。气血和调,则经络通畅,脏腑阴阳平衡,从而治愈疾病。

三、重视刺络放血疗法在治疗虚寒证中的应用

刺络放血疗法可以起到调和气血、通络解毒等作用。无论新病、久病、急性病或慢性病都可以形成气血瘀滞、经络不通的病机,在一定的部位,如腧穴、病变局部、阳性反应点等处放血,具有较强的通调气血、祛瘀通络的作用,且治疗效果明显,故现代放血疗法常多用于治疗实证、热证。

刘少明老师认为,临床中即便是属于虚寒证也可大胆使用刺络放血疗法。气为血之帅,血为气之母,气中有血,血中有气,《读医随笔》有"气虚不足以推血,则血必有瘀",所谓"刺络出血,针与之相逢而得气",通过刺络放血,使新血

得生,气随血生,因此可以将通络理解为补法、温法。在《素问·调经论》中说:"刺留血奈何?……视其血络,刺出其血,无令恶血得入于经,以成其疾。"在疾病的诊断与治疗过程中尤其应该重视络脉的变化,灵活运用刺络放血疗法,达到祛瘀生新、补虚泻实的治疗目的。如阳气亏虚,行血无力,所致四肢麻木、末端冰凉的病症,采用刺血疗法可以达到较好的治疗效果,先以刺血通其经络,后以温灸助阳以行气血,症状自然很快好转,即刺络与艾灸有机结合可以达到温通补虚之效。

对于刺络放血疗法治疗虚证,在《黄帝内经》中早已有所论述。如《素问·三部九候论》中有"上实下虚切而从之,索其结络脉,刺出其血以见通之",就是说在见到上实下虚、虚实夹杂的疾病时,应先切按其脉,以探索其络脉郁结之处,以刺络放血通其气。再如《素问·脏气法时论》中说道:"心病者……虚则胸腹大,胁下与腰相引而痛,取其经,少阴、太阳舌下血者。其变病,刺郄中血者",是说心气虚时,可出现胸腹中胀大疼痛、胁肋及腰部牵扯疼痛,可取手少阴经、手太阳经的经穴及舌下络脉点刺出血以治之。另外,《灵枢·癫狂》中也提到"短气,息短不属,动作气索,补足少阴,去血络也",治疗出现气息短促、呼吸不能连续、活动就感到疲乏等,其病机为虚实夹杂,可补足少阴肾经,观其经脉有瘀血之象时,即刺血络,使之出血。瘀血得除,经脉以通,气血得复,由此达到补足少阴肾经之目的。《医林改错》认为癫狂的病机是"癫狂乃气血瘀滞,脑气与腑气不接"。据此,刺血疗法正是着眼于这一病机,使气血瘀滞状态得以祛除,进而激发和鼓舞正气,达到补虚的作用。

后世医家张从正在《儒门事亲》中也说道:"出血者,乃所以养血也。"该观点提示了两方面的含义:其一,刺血泻血中之邪,使血发挥其正常的运载、濡养等功能;其二,刺络放血,气血通畅,新血乃生,明确提出了出血养血的观点。另外,张从正还提出"年衰火胜之人,最宜出血""先论攻其邪气,邪去而元气自复也"等观点,明确提出了刺络放血具有补虚的作用,即通过攻邪而达到补虚,这一观点突破了刺络放血只有祛邪作用的认识,将一些虚证也归入到刺络放血治疗的范围之中。

随着现代医学的发展,关于刺络放血具有补虚作用的机理研究也越来越深入,主要体现在以下几方面。第一,现代医学认为,组织细胞和脏腑器官缺血、缺氧状态表现出的症状多为中医虚证,刺络放血疗法具有扩张血管、增加血流量和改善血管弹性、改善微循环的作用,能够促进机体的造血功能,对骨髓基质干细胞进行动员及富集,提高骨髓基质干细胞的数目。第二,刺络放血可使血液中白细胞增多,对外周血液中 T 淋巴细胞有升高的作用,进而调动人体免疫防御功能,激发机体自身的抗病、防病能力。第三,刺络放血通过神经体液的调节作用,对血管及血液成分产生积极影响,排出血中的有害、有毒物质,进一步改善病变局部组织的微循环障碍,缓解血管痉挛,促进血液循环,扫除病损处代谢障碍,使组织细胞得到更充分的血液及营养物质的补充,从而纠正局部组织缺氧、缺血状态,达到治疗疾病的目的。第四,刺络放血有助于相关组织器官分泌各种消化酶,改善脾胃虚弱引起的厌食、消化不良。第五,刺络放血可抑制实验性脑缺血区氧分压的降低,通过抑制兴奋性氨基酸和一氧化氮以及细胞内钙离子浓度的升高,增强快速反应蛋白和热休克蛋白(Hsp70)的表达,而起到脑保护作用。

四、强调刺络放血对脏腑功能的调节作用

中医基础理论认为,人体是一个有机的整体,脏与脏、腑与腑、脏与腑之间在生理上彼此协调,相互为用。脏行气于腑,腑输精于脏。病理上又相互影响,互相传变。脏腑是人体生命活动的中心,脏腑阴阳气血是人体生命活动的根本,其阴阳气血失调是脏腑病理改变的基础。因此,调整脏腑阴阳气血是调整脏腑的根本原则。

脏腑对经络有濡养作用,脏腑之气血津液充足,使经络不空虚为病,从而维持经络正常生理功能。不同脏腑之气血津液濡养不同的经络,古人把经络分归于各脏腑,且经络之间有气血之多少,阴阳互行,相生相克,互根互用,相互制约,进而达到一种动态平衡。若五脏安和,心肾相交,水火既济;肝胆疏泄,肺气肃降,脾升胃降,燥湿相济;小肠受盛,大肠传导;三焦主气,膀胱藏津,各司其

职,经络之气血阴阳平衡,则不致为病。所以,经络与脏腑之间是相辅相成的关系,经络与脏腑间互相调节,使人体处于阴阳平衡的状态。

络脉作为经络的重要组成部分,是病邪传变的重要途径。一方面,病邪循阳络至经脉到阴络,再由阴络到脏腑由浅入深传变。另一方面,病邪也可由脏腑至经脉再到络脉由内向外传变。络脉作为经脉的细小分支,其阴络或与脏腑相连,或深入脏腑成为脏腑的组成部分,故而每当脏腑功能受损、气血紊乱时,病邪容易稽留在络脉中为患,导致瘀血、痰浊、水饮等病理产物的堆积,进一步损伤脏腑功能,其瘀滞之象又常表现在浅表的阳络之处。

刘少明老师认为,经络与脏腑在生理上相互关联、相互作用,在病理上相互影响,故在治疗疾病时,经络与脏腑也相互关联。络脉作为经络的重要组成部分,也是经络在人体最外在的表露,在调节人体脏腑阴阳的过程中可以作为比较理想的施治部位。刺络放血疗法通过经络的全身调节作用以及脏腑间的生克制化、表里关系的作用,使相应的脏腑功能得到改善,同时直接刺血可以调血调气,从而达到调整和恢复脏腑气血功能的目的。

临床中刘少明老师主张在背俞穴、募穴、原穴、合穴等这些与脏腑关系密切的特定穴周围寻找浅表络脉点刺放血,以此来调节脏腑气血阴阳的偏盛、偏衰,达到脏腑协调、阴阳平衡的目的。如在治疗胁痛时,以期门、太冲、阳陵泉为主穴,在上述腧穴附近寻找较浮浅脉络点刺出血。因阳陵泉为胆经之合穴,亦为筋会,具有疏利肝胆、宽胸利胁之效;期门为肝之募穴,为肝之气汇聚于胸腹部的腧穴,有疏肝理气之效;太冲为肝经之原穴,具有疏肝利胆、通经活络之效。故在此三穴附近血络刺血,可达到调理肝胆之气、通络止痛之效。

现代医学研究发现,刺络放血疗法可以调节人体多个系统功能,是通过多个途径治疗疾病的。如放血疗法可改善血管弹性,扩张血管,改善微循环;对神经、肌肉的生理功能有良好调节作用,并可刺激人体的免疫系统,激发机体的防御功能;还可以退热,并对消化、呼吸、内分泌等系统有良性调节作用。

根据临床实践和刺络放血的现代研究结果来看,刘少明老师提出的"调节脏腑"观点是符合针灸临床实际的。

第三章　刘少明应用刺络放血疗法的临床特色

一、以刺络放血疗法为主,针、灸、拔罐法为辅

临床中,无论是邪热袭络、气血逆乱、血瘀阻络的实证,还是气血亏虚、阴阳偏衰的虚证,刘少明老师都是以刺络放血作为治疗疾病的主要方法,根据疾病的性质和辨证特点选取对应的经穴、阿是穴,选用三棱针、毫针、注射针头等多种不同的刺血工具,进行刺络放血治疗。

治疗疾病过程中,刘少明老师并不是仅用刺络放血一种方法,他在刺络放血的基础上,还常常结合其他疗法,如针刺、艾灸、拔罐等,根据疾病的虚实、寒热采取相应治法。《素问·三部九候论》说:"必先度其形之肥瘦,以调其气之虚实,实则泻之,虚则补之。必先去其血脉而后调之,无问其病,以平为期。"在刺络放血疗法中的运用即先刺出其血,再诊察辨明疾病的虚实,疾病属实的用泻法,属虚的用补法,即为刘少明老师所言:"有虚则养,有寒则温,有热则清"。利用刺络放血疗法清除络脉的瘀滞,使气机条达,再佐以他法补虚泻实,从而达到预期的治疗效果。如对于颈椎病、中风、周围性面瘫等病的治疗,常在刺络放血的基础上配合毫针针刺;在过敏性鼻炎、肩周炎、痛经等病的治疗中,则是在刺血的基础上配合灸法,临床中均取得了单用针刺或刺血疗法所达不到的疗效。

二、治病重在祛瘀通络、调和气血

刘少明老师治疗疾病强调重在祛瘀通络、调和气血。他认为疾病常由外

邪、七情内伤、痰饮、外伤等致病因素引起,致使经络脉道不通,气血不和,疾病变化而生。正如《黄帝内经》中所言:"夫百病之始生也,皆生于风雨寒暑,阴阳喜怒,饮食居处,大惊卒恐。则血气分离,阴阳破败,经络厥绝,脉道不通""血气不和,百病乃变化而生",脉道得通,气血调和,则百病无以生。《素问·调经论》言:"刺留血奈何?……视其血络,刺出其血,无令恶血得入于经,以成其疾。"刘少明老师秉承《黄帝内经》所旨,主张通过刺络放血疗法达到祛瘀通络、调和气血、治疗疾病的目的。

人之生以气血为本,人之病无不伤及气血。气血是人体脏腑、经络等组织器官进行活动的最主要物质基础。气为血之帅,血为气之母,二者相互依存,不可须臾相离。气血异常是人体发生疾病的重要病机之一。《医林改错》所言:"治病之要诀,在明气血"。通过刺络放血,可以使瘀血得除,气机顺达,改善气滞血瘀之证;刺络放血亦可养血生血,张子和言"岂知出血乃所以养血也",《血证论》中有"凡有所瘀,莫不壅塞气道,阻滞生机……而反阻新血之生,故血证总以祛瘀为要"之说。瘀祛新血得生,是养血补血的依据之一,血为气之母,新血得生,从一定意义上讲,亦可改善气虚之象。从生理学角度分析,刺络放血出血量少,可刺激骨髓造血功能,促进机体新陈代谢,增强抗病能力,进而有益于身体健康,达到阴阳调和。故而说刺络放血疗法遵循"有余泻之,不足补之"的原则,使气顺血和,气血协调,疾病方愈。

《外科证治全书》中云:"诸痛皆由气血瘀滞不通所致。"临床中,刘少明老师常采用刺络放血疗法治疗各种疼痛性疾病,是正采用刺络放血疗法以通其经络,调其气血,以达"通则不痛"之效。

三、刺络放血遵循"宁失其穴,勿失其络"的原则

《灵枢·经脉》言:"诸脉之浮而常见者,皆络脉也……故诸刺络脉者,必刺其结上,甚血者虽无结,急取之以泻其邪而去其血"。根据《黄帝内经》所旨,刘少明老师采用刺络放血疗法治疗疾病时,常选取相关脏腑、经络或局部有关的畸络或结络作为刺血部位。在刺血过程中,若所选腧穴和血络不吻合,施术时遵循"宁失其穴,勿失其络"的原则,即在所选腧穴的附近寻找浅表的血络作为

刺血的部位,点刺穴位不宜太浅,深刺血络则要深浅适度。

例如,治疗荨麻疹,根据疾病的证候特点,以疏风祛邪、调和营卫为治则,选取曲池、合谷、血海、膈俞、委中附近的络脉,虚证出血3～5滴,实证出血量可稍多,出血不畅时可用手指挤压出血。又如治疗三叉神经痛,选取太阳、下关、合谷、阿是穴等,操作时,均在所选穴位附近较浅的脉络处常规消毒,用5号或7号注射针头点刺放血,可配合手指挤压出血,每穴出血3～5滴。

四、善用"阿是穴"

"阿是穴"最早由唐代孙思邈提出,《千金要方》中说道:"吴蜀多行灸法,有阿是之法。言人有病痛,即令捏其上,若里当其处,不问孔穴,即得便快或痛处,即云'阿是'。灸刺皆验,故曰阿是穴也。"孙思邈将阿是穴定义为压痛点或按后患者感到舒快的点。阿是穴的"阿是"理论,是孙思邈在对《黄帝内经》等经典理论的继承和发展的基础上,结合对吴蜀人民施行"阿是"法的考察收集,并经过数十年的临证实践,验证了"阿是"之法是可取的,发现了"刺灸皆验"的"阿是穴",明确提出了"阿是"理论。

现在有些人将阿是穴和《黄帝内经》中的"以痛为腧"相提并论,"以痛为腧"出自《灵枢·经筋》篇中,是针对经筋病所提出的针刺方法,经筋病的特点是经筋分布之处出现拘急疼痛,"以痛为腧"是以经筋病局部即痛处为针刺点。刘少明老师认为"阿是穴"则是包括"以痛为腧"在内的以病患处或他处反应点作为针刺点。可在病变局部进行按压,寻找最痛点,这种情况多在颈肩病症中常用。或者根据病症所在部位,循经按压,寻找阳性反应点,这个阳性反应点可以是压痛点;也可以是按压后,病痛能够随之减轻,患者自感舒适的部位;可以是皮肤损伤的局部;可以是血络明显之处、皮肤色素沉着处;也可以是结节、条索状物、空泡样物等。

刘少明老师在采用刺络放血疗法治疗疾病时,选取的刺血部位最常用的是阿是穴。刘少明老师认为所选阿是穴既是《千金方》所指病患处的压痛点即"以痛为腧",或局部舒快点,或病变局部较为明显的血络,抑或是病变局部或远端所见的阳性反应点(如皮肤所见的红色丘疹、色素沉着处、结节等),这些部位刺络放血后,均可以达到通络泻邪之目的。如痹病可在疼痛的局部,或按压舒快之处放血;痛经则在腰骶部寻找皮下硬结或血络处作为刺血的部位。

在临床中,具体到阿是穴的定取和病证及其性质有着很大的关系。寻找压痛点,即用手指循按、点压,询问最痛处,这种阿是穴常见于痛证的治疗选穴中。除了压痛点外,在病变局部或病变部位涉及的经脉、经筋,循经查找显露迂曲的血络,也是痛证治疗中常选的阿是穴所在之处。如头痛,特别是顽固性头痛,常在其痛处局部及周围寻找显露的血路作为施术部位效果较好;脏腑疾病常在临近脏腑的位置,如背俞穴、募穴等处有阳性反应物。此外,阿是穴的取定要和辨证及辨经结合起来,也就是说这类疾病的"阿是穴"多出现在脏腑所在部位和其相关经络循行路线上,阳性反应物也可在本脏腑相关的其他脏腑对应的俞募穴或经脉上出现。如胃病,可在胃的俞募穴、胃经上寻找阳性反应点,脾胃相表里,也可在脾的俞募穴或脾经上寻找阳性反应点;若为肝气犯胃证,阳性反应点则在肝的俞募穴及肝经上寻找。

"一测、二触、三揉、四按"是刘少明老师确定阿是穴位置的方法。一是目测,观察皮损局部,针对皮肤病而言,也可以在病变对应的部位观察皮肤色泽及形态的改变,如色素沉着处、血络凸显处等可作为阿是穴;二是触按,根据患者感觉到的某部疼痛范围进行触摸、按压,寻找最痛点,或按后病缓之处;三是推揉,用拇指或中指指腹沿经脉逆顺方向推按、拨揉,根据病变部位与脏腑经脉的关系,在相关经线上推按寻找到的痛点及阳性反应物,在相关经筋上拨揉寻找的阳性反应点等,均可作为阿是穴;四是点按,主要是根据"腧穴是病候的反应点"这一特点,常在俞募穴、原穴、郄穴等特定穴上进行点按,推拨寻找痛点或阳性反应物,如结节、条索状物质等,如不思饮食、腹胀、呃逆、胃痛,点按胃俞穴则有条索状结节和轻痛感。总之,阿是穴的确定一定要贯穿"整体观念"和"辨证论治"思想。

五、详辨虚实,调控血量

临床中,刘少明老师强调应先辨明疾病虚实,再据此确定刺血部位、刺血方法及刺血量。如对面瘫的治疗,他主张以刺络放血为主,佐以针法、灸法或拔罐法,根据面瘫的不同分期,刺络放血有别。面瘫早期以邪实为主,予以翳风点刺放血,采用三棱针或较粗的注射器针头刺3~5下,出血量以2~5mL为宜;恢复期多为虚中夹实,刺血部位根据症状表现局部取穴,用较细注射针头或一次性采血针,每穴点刺1~3下,出血量控制在1~3mL为宜;后遗症期则以正虚为主,刺血部位则在面部局部采用皮肤针叩刺,以局部渗血或微微出血为度。刘少明老师认为刺血量的掌握与疾病的虚实有密切关系,一般来说,阳证、实证、热证、新病刺血量应大,出血量的单位以毫升计算,否则不能达到泻邪的目的。阴证、虚证、久病则出血量宜少,以"滴"计算,或见血即止,否则易伤正气。

就刺络放血的出血量,历代医家都有所描述,《黄帝内经》中有"出血如大豆""刺之血射以黑,见赤血而已""血变而止""见血立已"等;《儒门事亲》也有"去血一斗""紫血流数升""出血二杯愈""血出约二三盏"等对出血量的描述,但就具体的量并未做出规定。刘少明老师根据临床实践经验对刺血量做了规定,并且对不同刺血量适用的刺血部位、病症以及采用相应的刺血工具等都做了详尽的归纳和总结。

(1)微量:出血量在1滴左右,包括局部充血、渗血以及《黄帝内经》中所载"出血如大豆""见血而止"及"微出血"等情况。微量放血主要用于面积较大的浅表疾患,如神经性皮炎、末梢神经炎、顽癣等皮肤病及慢性软组织劳损、不寐等,常使用皮肤针散刺。

(2)少量:出血量一般在10滴左右(约0.5mL),主要用于头面部以及四肢指(趾)部的穴位刺血,常见于一些急性病、热性病的治疗,如感冒、急性结膜炎、急性咽炎、急性扁桃炎等,多采用三棱针快速点刺放血。

(3)中等量:指放血量在10mL左右,常用于四肢部的刺血,如疖、痈疽、急性软组织损伤和各种痛证等,常用三棱针点刺放血加拔罐。

(4)大量:出血量超过15mL以上,多用在肘窝或腘窝等血管明显之处,主要用于治疗一些慢性全身性疾病和部分急证、实证,其方法多以三棱针点刺放血,加火罐吸附或注射器抽吸。

第四章 刘少明应用刺络放血疗法的临床经验

一、痛证治疗经验——善用"阿是穴"

痛证是指致病因素作用于机体,使机体发生病理改变,从而产生以疼痛为主要症状的一种病证。痛证的范围相当广,它可以表现在人体全身上下、内外各个部位,如痹病、腰痛、头痛、胃脘痛、腹痛等。"久病必瘀""痛必有瘀"均属于中医"络病理论",其认为疼痛的机制是"痛则不通,通则不痛"。也就是说,凡疾病出现"痛"的症状,则必有瘀血阻滞,正如《外科证治全书》说:"诸痛皆由气血瘀滞不通所致"。刘少明老师认为,采用刺络放血疗法能够使恶血邪气尽出,达到疏通经络、气血调和之目的。临床中,他善用阿是穴,如类似压痛点、显现于表的瘀络、患病局部及阳性反应点等作为刺血之处。现将各种痛证的治疗经验分述如下。

(一)痹病的治疗经验

痹病是由于风、寒、湿、热等外邪侵袭人体,痹阻经络,气血运行不畅所导致的以肌肉、筋骨、关节发生酸痛、麻木、屈伸不利,甚或关节肿大、灼热等为主要临床表现的疾病。西医上的颈椎病、肩周炎、腰肌劳损、坐骨神经痛、膝骨关节病及类风湿性关节炎等肢体疼痛性疾病均属于此范畴。

痹者,闭也,闭则不通,不通则痛。《素问·痹论》记载:"风寒湿三气杂至,合而为痹也。"本病多为正气不足,卫气不固,腠理疏松,或因劳累之后,汗出当风,或涉水冒寒、坐卧湿地等,以致风、寒、湿三邪乘虚而入,致使气血凝滞,经络痹阻而发为痹病。根据病因不同,痹病大致分为行痹、痛痹、着痹和热痹。若治疗不及时,病邪可由浅入深,经由经络深入筋骨至脏腑,最终形成无法根治的顽痹,给患者带来极大的身心创伤。

治则 祛邪通络,缓急止痛。

治疗 取穴以阿是穴与分部取穴、辨证取穴相结合。

(1)以阿是穴(即"以痛为腧")或局部血络明显处为主穴。

(2)分部取穴。

颈部:颈部夹脊穴、天柱、大椎。

肩部:肩髃、肩髎、肩贞、天宗。

腰脊部:肾俞、腰阳关、腰部夹脊穴、委中。

上肢部:尺泽、八风。

下肢部:风市、委中、八邪。

(3)辨证取穴。

行痹:膈俞、血海。

痛痹:太冲、合谷。

着痹:阴陵泉、三阴交。

热痹:大椎、曲池。

操作 阿是穴、按部位所取穴位均采用三棱针点刺出血,每穴出血3~5滴;尺泽、委中选取刺络法,在其周围选择脉络明显处,用止血带将近心端结扎,使充血明显,用三棱针快速刺入后出针,出血2~5mL。若瘀血严重,出血量可达10mL。辨证取穴采用毫针针刺,针用泻法;大椎采取三棱针点刺出血,加拔罐。痛痹者可在刺血后于疼痛局部行特定电磁波谱(thermal desingn power, TDP)照射或艾灸。每周治疗1~3次。

方义 局部阿是穴均为病变近部取穴,刺血可直接排出瘀阻,疏通局部气血,直达病所。尺泽属手太阴肺经合穴,肺主气,主宣发肃降。气为血之帅,气行则血行,肺朝百脉,百脉运行气血于周身,太阴又为多血少气之经,适宜刺血。

合穴又是经气汇聚之处,刺之调理气血作用显著。故尺泽具有清宣肺气、调和气血、通经活络之功,刺之可止痛,是治疗上肢及肩部疼痛的常用穴。委中为足太阳经合穴。太阳经为多血少气之经,宜刺出血。委中又名血郄,《黄帝内经》将其称为"郄中",足太阳经循行于腰脊、下肢后方,委中为经气汇聚之处,故其调和气血、通经止痛作用尤佳,可主治各种原因引起的腰腿痛。行痹者,乃风邪为盛,以疼痛游走不定为特点,明代李中梓《医宗必读》中讲:"治行痹者,散风为主……盖治风先治血,血行风自灭也。"故取血会之膈俞、血海,二穴刺之可行气活血、祛风通络。痛痹者,为寒凝气滞所致,故取太冲疏肝理气、合谷行气止痛。着痹则为湿邪所侵,取阴陵泉、三阴交以健脾利湿;热痹则为热邪壅盛,表现为灼痛伴有发热之症,故取手、足阳经与督脉之交会穴大椎和手阳明之合穴曲池以清泻邪热。

痹病相关的疾病分述如下。

1.颈项痹

颈项痹即"颈椎病",又称"颈椎综合征",是指颈椎骨质增生、颈项韧带钙化、颈椎间盘萎缩退化等,刺激或压迫颈部神经、脊髓、血管和颈部交感神经等而产生的一系列症状和体征的综合征。西医学认为该病是由于颈椎间盘慢性退变(髓核脱水、弹性降低、纤维环破裂等)、椎间隙变窄、椎间孔相应缩小、椎体后缘唇样增生等压迫和刺激脊髓、神经根及椎动脉而致。根据压迫部位和临床表现不同,可分为神经根型、脊髓型、椎动脉型、交感神经型和混合型五型。临床上常见颈肩部僵硬不适、疼痛、头晕、上肢疼痛麻木或有脚踩棉花感,甚至二便失禁的症状。中医学认为,本病属"痹病""颈肩痛""眩晕""项强"等范畴,多因久坐耗气、损伤筋肉,或感受外邪、客于经脉,或年老体衰、肝肾不足、筋骨失养,或扭挫损伤、气血瘀滞、经脉痹阻不通所致。

治则 舒筋通络,止痛。

治疗 主穴取相应的颈部夹脊穴、颈部阿是穴、天柱、大椎。根据证候配穴,风寒痹阻者加风门、风府;瘀血阻络者加膈俞、合谷、太冲;肝肾亏虚者加肝俞、肾俞;上肢及手指麻木疼痛明显者加曲池、合谷、外关;头晕、头痛、视物旋转者加百会、风池、太阳;伴恶心者加内关。以上穴位可取双侧。

操作 主穴刺络放血,颈部夹脊穴、天柱局部走罐后,用皮肤针叩刺,至局部皮肤微微渗血为度;阿是穴、大椎穴三棱针点刺出血,出血不畅时加拔罐,或用手指挤压出血,直至血液颜色变淡。配穴肝俞、肾俞行艾条温和灸,每穴治疗20分钟;余穴以毫针针刺,行泻法,留针30分钟。隔日治疗1次。

方义 大椎是督脉腧穴,为手、足阳经交会之处,能够振奋一身之阳气,通经活络;颈夹脊具有松解项背部肌肉粘连、梳理局部气血而止痛的作用;天柱为足太阳经穴,且为局部取穴,能够疏通太阳之经气、活络止痛;诸穴共用,能起到活血化瘀、舒筋活络、濡养筋骨肌肉、强壮颈部之效。

注意事项 治疗前做好患者思想工作,防止其出现晕针。颈部局部刺络时,应注意避开大血管。嘱患者在工作、生活中注意颈肩部保暖,预防感冒,坚持做颈部保健操。

典型病案

秦某,男,34岁,项背部酸痛2年。因长期伏案工作,常觉项背部有不适感,活动后减轻,近2年项背酸痛症状加重,常因姿势不良引发上肢发麻,曾行颈椎X线片检查并诊断为"颈椎病",症状加重时则于家附近按摩店行推拿、拔罐、理疗等。5天前患者淋雨、饮酒后出现项背部疼痛加重,颈部不能后仰、向右侧转动,自述夜晚躺卧时不能随意翻身。现症见:项背酸痛难忍,活动受限,得热后疼痛可稍减轻,身体困重,怕冷,余无所苦。舌暗淡,苔白稍腻,脉弦紧。

诊断 颈项痹。

证型 风寒痹阻。

治疗 穴取大椎、风府、风池、后溪、颈夹脊、胸1到胸7夹脊穴。

操作 先用TDP照射颈背部20分钟,于颈夹脊、胸1到胸7夹脊穴常规消毒,用皮肤针重叩刺,直至渗血为度,然后加拔罐,留罐10分钟;大椎用三棱针点刺出血,加拔罐,留罐10分钟;风池、风府、后溪毫针针刺,用泻法,留针30分钟。隔日治疗1次。

患者经 1 次治疗后,自述疼痛大减,当即可后仰,向右旋转幅度增大。经 3 次治疗后症状全部消失,颈部活动自如。随访 3 个月未复发。

按语 该患者因长期伏案工作,致颈部局部气血阻滞,时又遇寒,寒邪凝滞,加重颈部的气血循环,故先用 TDP 照射颈背部,以温通驱寒,再在颈部与背部夹脊穴、大椎穴刺络拔罐,祛瘀通络,调畅局部气血,随后在风池、风府、后溪用毫针泻法以祛风,各法配合,共达温阳散寒、祛风通络止痛之效,颈部症状自然在短时间内消失而愈。

2. 落枕

落枕又称"失枕""失颈"。《素问·骨空论》曰:"失枕在肩上横骨间",指出"失枕"是项强痛,不可回顾,此病是临床常见病之一,多因夜间睡觉姿势不正确或枕头不合适(过高、过低、过硬)等原因,使头颈部长时间处于过伸或过屈状态,颈部肌肉紧张,气血阻滞,或夜间颈部受凉,寒性收引,阻于脉络,不通则痛,而致晨起患者自感颈部疼痛,甚至连及肩部和头部,颈部活动受限。

治则 舒筋活络,行气止痛。

治疗 主穴取大椎及患侧阿是穴、天柱、风池、落枕穴。按症状配穴,颈部活动不灵者加养老;痛及脊柱正中者加双侧后溪;向肩胛区放射痛者加同侧天宗、秉风。

操作 阿是穴用皮肤针叩刺,微出血后加拔罐,留罐 10 分钟。天柱、大椎用三棱针点刺出血,可加拔罐,或用手指挤压出血,直至血液颜色变淡;风池、落枕以毫针针刺,用泻法,留针 30 分钟,可在刺血前配合推拿及热敷疗法。配穴行毫针针刺,留针 30 分钟。

方义 风池、天柱为足太阳膀胱经经穴,可起到疏通局部经气、止痛之效;大椎是督脉穴,为手、足阳经交会的穴位,能够振奋一身之阳气,温阳散寒、通经活络;落枕穴是治疗落枕的经验效穴。诸穴共用,能够活血化瘀、疏风散寒、通经活络、除痹止痛。

典型病案

钱某,女,32 岁,左侧颈部疼痛伴活动受限 2 天。患者 2 天前夜晚伏案工作,入睡时受凉,晨起突然发现双侧颈部疼痛,以左侧为甚,且不能左右转动。在外院接受治疗 2 天后,无明显改善,故来我科诊治。查体:头偏向左侧,左侧颈项部肌肉僵硬,局部无红肿,头颈部稍有活动时疼痛加重。舌淡,苔白,脉浮紧。

诊断 落枕。

证型 风寒痹阻。

治疗 穴取风池(双)、风府(双)、大椎、阿是穴。

操作 阿是穴(压痛点)、大椎用三棱针点刺出血,加拔罐,留罐 10 分钟。风池、风府行毫针针刺,用泻法,留针 30 分钟。隔日治疗 1 次。

患者经 1 次治疗后立感疼痛大减,颈部活动范围增加,共治疗 2 次痊愈。

按语 根据该患者病史,结合舌脉,为典型的风寒痹阻型颈部经筋、脉络瘀滞,故而以疼痛为著,影响颈部活动。取局部阿是穴及大椎穴用三棱针点刺出血,以通利局部瘀阻。另外再加拔罐,具有温热的效果,配合针刺风池、风府以祛风散寒。各法同用,以达祛瘀通络、祛风散寒之效。故经过 2 次治疗,疾病痊愈。

3. 肩痹

肩痹是以肩关节酸重、疼痛及肩关节活动受限、强直为主要症状的常见病症,即现代医学的肩关节周围炎。本病的好发年龄在 50 岁左右,又称"漏肩风""肩凝""五十肩"。本病早期肩关节呈阵发性疼痛,常因天气变化及劳累而诱发,以后逐渐发展为持续性疼痛,并逐渐加重,昼轻夜重,夜不能寐,不能向患侧侧卧。刘少明老师认为五旬之人,肝肾渐衰,正气不足,气血亏虚,筋骨肌肉失于濡养,再加之劳累过度或外伤劳损,外感风寒湿邪,阻滞经络,进而导致本病,正虚为本,脉络阻滞为标。

治则 舒筋通络,疏利关节,缓急止痛。

治疗　主穴取患侧尺泽、肩髃、肩髎、阿是穴、天宗。配穴以辨病取穴,后伸困难者加肩前;上举困难者加巨骨;内收困难者加肩贞;外展困难者加臑俞。

操作　三棱针点刺肩髃、肩髎、阿是穴、天宗或其周围较明显的血络,出血不畅时加拔罐;或用手挤压出血,直至血液颜色变淡。尺泽取刺络法,在其周围选择脉络明显处,用止血带将近心端结扎,使充血明显,三棱针快速刺入后出针,以出血2～5mL为宜。配穴采用三棱针点刺,或在其周围较明显络脉处点刺,各穴出血5～10滴,可配合拔罐或挤压出血。若寒邪过重,可于刺血后在局部行艾灸治疗。

方义　尺泽属手太阴肺经合穴,肺主气,主宣发肃降。气为血之帅,气行则血行,肺朝百脉,百脉运行气血于周身,太阴又为多血少气之经,适宜刺血。合穴又是经气汇聚之处,刺之调理气血作用显著。故尺泽具有清宣肺气、调和气血、通经活络之功,刺之可止痛,是治疗上肢及肩部疼痛的常用穴。局部阿是穴刺血可直接排出瘀阻,起到活血化瘀的作用;肩髃、肩髎能够通利关节,天宗可以兴奋肩袖群肌肉,使肌肉群受累情况恢复。以上各穴共起到祛瘀通络、疏利关节的作用。

典型病案

刘某,男,56岁,2014年8月16日初诊。患者3个月前肩膀出现疼痛不适,未予重视,后疼痛好转,但肩部上举及背屈困难,骨科诊断为肩周炎,但未行治疗,导致病情缓慢加重。此次因心脏病用药调整,故入院治疗。现症见:双手上举、背屈做梳头动作时活动困难,伴肩部外侧疼痛。查体:肩部前侧、外侧压痛,臂丛神经牵拉试验(－),扣顶试验(－),双上肢肌力正常。舌紫暗,苔薄黄,脉弦细。

诊断　肩痹(双侧)。

证型　气滞血瘀。

治疗　穴取双侧阿是穴、肩前、肩髃。

操作　以上穴位常规消毒后,用一次性5号针头对每个穴位点刺约10次,加拔罐,留罐 10 分钟。每周治疗 1 次。

患者经 1 次治疗后,肩部做上举、背屈及梳头动作较前明显灵活,疼痛减轻。

二诊(2014 年 8 月 24 日) 患者自述经上次治疗后肩部上举自然,做梳头动作较前灵活,但仍感觉双手平举时肩部外侧疼痛并放射至双臂。查体:肩外侧有压痛,舌脉同前。

治疗 穴取双侧肩外侧阿是穴、曲池、曲泽、外关、尺泽。

操作 阿是穴、曲泽为第一组,曲池、外关、尺泽为第二组,每次刺血一组。每周治疗 2 次。曲池、外关刺血后留罐 10 分钟,曲泽、尺泽取其周围较粗的大静脉血管,刺血后出血约 20mL。

患者经 3 次治疗后肩部活动灵活,无其他不适,临床治愈。

按语 该患者肩部双侧均出现疼痛、上举困难等症状,诊断为双侧肩周炎。根据舌脉和其他伴随症状,诊断为气滞血瘀型,故首选刺络放血之法。首次治疗,取阿是穴及局部腧穴、肩前、肩髃,用三棱针点刺出血,加拔罐,目的是祛除局部之瘀滞。后取远端曲泽、尺泽以刺络为主,每次出血量为 20mL,以增加通络祛瘀之效,故而症状在短期内消失,临床治愈。

4. 腰腿痛

腰腿痛相当于现代医学的腰椎间盘突出症,是以腰椎间盘发生退行性病变,并在外力的作用下纤维环破裂、髓核突出,刺激或压迫神经根引起腰痛及下肢坐骨神经放射痛等症状为特征的腰腿疼痛的疾患。中医认为其病机为督脉阳气不振,风寒湿邪侵袭,气血瘀滞经络,痹阻不通所致。

治则 活血化瘀,通络止痛。

治疗 主穴取肾俞、腰阳关、腰部夹脊穴、阿是穴、委中。依症配穴,腰骶部痛者加上髎、次髎;太阳经型下肢痛者加殷门、承山、昆仑;少阳经型下肢痛者加环跳、风市、阳陵泉、绝骨。均取双侧穴。

操作 肾俞、腰阳关、阿是穴局部脉络三棱针点刺出血,每穴出血 1~3mL,并加拔罐,留罐 10 分钟。腰部夹脊穴先行走罐 5 分钟,后行皮肤针叩刺以渗血为度。委中选取刺络法,在其周围选择脉络明显处,用止血带将近心端结扎,使充血明显,三棱针快速刺入后出针,以出血5~10mL为宜。配穴上髎、次髎及周围皮肤行皮肤针叩刺,以渗血为度,局部可加拔罐;余穴以毫针针刺,用泻法,留针30分钟。

方义 腰为肾之府,肾俞能够补肾气、壮腰肌;腰阳关、腰夹脊、阿是穴为患处局部取穴,可疏通局部经络。委中为足太阳之下合穴,是腰背足太阳经两分支在腘窝的汇合处,常有"腰背委中求"之说,故刺之可疏调腰背部经脉之气血,是治疗腰部疾病的效穴。以上各穴共达舒筋活血、通络止痛之效。

典型病案

汪某,男,65岁,腰痛伴左侧膝关节外侧麻木3年。患者因腰椎间盘突出症入院,自述行走时左脚如踩棉花感,左侧膝关节外侧、小腿内侧麻木3余年,影响走路。近1年来晨起腰痛明显,活动后稍有减轻。查体:直腿抬高试验(+),第4腰椎棘突下压痛(+),局部皮肤可见紫黑色瘀络。舌紫,舌边有瘀点,苔薄白,脉沉涩。

诊断 腰腿痛。

证型 气滞血瘀。

治疗 穴取腰阳关处紫黑色瘀络,以及双侧腰夹脊、委中、膈俞、血海、三阴交。

操作 腰夹脊走罐5分钟,后行皮肤针叩刺微出血;委中选取血络明显处刺络,放血10mL;腰阳关处紫黑色瘀络以三棱针点刺出血,并加拔罐,留罐10分钟;膈俞、血海、三阴交以毫针针刺,用泻法,留针30分钟。每周治疗1次。

患者治疗1次后,于次日述踩棉花感已明显减轻,走路较前利落,共治疗4次,已无大碍。嘱其适当锻炼,睡硬板床,注意保护腰部。

按语 该患者年老肾虚,查其病情特点以经络瘀阻为甚,故而瘀祛络必通,通则不痛。穴取腰阳关、腰夹脊,以通调局部瘀阻;于穴位局部寻找瘀络所在,即是刺血部位。委中可疏调腰背部经脉之气血,膈俞、血海、三阴交以毫针刺之,用泻法,以达活血化瘀止痛之效。

5. 历节风

"历节风"即类风湿性关节炎,是一种病因尚未明确的慢性全身性炎症性疾病,以慢性、对称性、多滑膜关节炎和关节病变为主要临床表现,属于自身免疫性炎性疾病。该病好发于手、腕、足等小关节,反复发作,呈对称性分布。早期有关节红、肿、热、痛和功能障碍,晚期关节可出现不同程度的僵硬、畸形,并伴有骨和骨骼肌的萎缩,极易致残。本病属于中医"痹病"范畴,多由风寒湿邪侵犯人体经络,流注关节,导致局部气血瘀滞、筋脉失养。

治则 祛邪活络,缓急止痛。

治疗 主穴于上肢取尺泽、八邪、局部阿是穴及络脉明显处;下肢取风市、委中、八风、局部阿是穴及络脉明显处。依辨证、辨病进行配穴,行痹游走不定者加膈俞、血海;痛痹者加太冲、合谷;着痹者加阴陵泉、三阴交;热痹者加大椎、曲池;上肢重者加外关;膝关节重者加膝眼、阳陵泉;踝部重者加申脉、昆仑。

操作 尺泽、委中选取血络明显处,可在周围稍做推揉,用止血带将近心端结扎,使充血明显,以三棱针快速刺入后出针,出血量以 5~10mL 为宜。风市周围寻找较明显的络脉、局部阿是穴及络脉明显处,以三棱针点刺出血,加拔罐,留罐 10 分钟。八邪、八风处稍揉片刻,三棱针点刺出血,任血自出,出血不畅时可结合挤压出血 3~5 滴。配穴取太冲、合谷、曲池、血海、阴陵泉、三阴交、外关、申脉、昆仑、膝眼、阳陵泉等,以毫针针刺,留针 30 分钟;膈俞、大椎以三棱针点刺出血,加拔罐,留罐 10 分钟。

方义 尺泽是手太阴肺经之合穴,可以祛湿,亦是治疗肘臂挛痛的效穴;委中为足太阳膀胱经下合穴,有通经活络、凉血活血解毒之效,是祛下肢毒邪的效穴;风市为足少阳胆经腧穴,有祛风化湿、疏通经络之功,是治疗下肢痹痛的效穴;局部阿是穴及络脉明显处、八邪、八风均为病变部位取穴,可疏通局部经络气血,直达病所。

典型病案

邱某,男,43 岁,农民,双腕、双手关节疼痛 8 年。患者无明显诱因出现双手指及腕关节冷痛,逐渐肿胀、重着、麻木不适,痛处固定,伴有晨僵,天气变化时加重,遇寒加剧,得热则缓,畏寒喜暖,在院外行血沉、C 反应蛋白、类风湿因子测定及双手关节 X 线片等检查后,明确诊断为"类风湿性关节炎",给予口服糖皮质激素、布洛芬、祛风止痛胶囊等药,病情时好时坏。此次天气变化后症状再次加重,现症见:双腕、双手指关节疼痛,多个手指肿胀呈轻度梭样变,掌指关节冷痛肿胀伴麻木,手腕亦肿胀冷痛,晨僵约 1 小时。舌淡胖,苔白腻,脉弦紧。

诊断 历节风。

证型 寒湿痹阻。

治疗 穴取双侧阿是穴、八邪、尺泽及腕部、病变手指周围较明显的脉络。

操作 尺泽选取血络明显处,用止血带将近心端结扎,使充血明显,三棱针快速刺入后出针,出血量以 10mL 为宜。八邪、阿是穴及腕部、病变手指周围较明显的络脉,以三棱针点刺出血,每处出血 3 ~ 5 滴,并配合 TDP 照射双手 15 分钟。每 3 日 1 次。嘱患者治疗期间注意局部保暖。

患者第一次治疗后当即感觉疼痛减轻,但第二日疼痛反加剧,考虑患者寒湿太甚,阳气不足,气不运血,二诊时加灸大椎、足三里各 30 分钟。治疗后患者疼痛有所减轻。共计治疗 9 次,疼痛已不明显,病情稳定,显效。

按语 该患者双腕、双手关节疼痛已 8 年,病程较长,伴有掌指关节肿胀麻木,遇寒及天气变化时加重,所谓"久病入络""久痛入络",故先以阿是穴、局部明显血络、八邪及尺泽刺络放血治疗 1 次,患者疼痛即减,但又疼痛反复且加重,据证可知患者除有瘀血阻滞外,且寒湿太甚,阳气不足,气行血无力,故在二诊时,在原有刺血的方法上加灸大椎、足三里以温阳益气。各法同用,以达瘀祛、络通、气行痛止的目的。

(二)头痛的治疗经验

头痛是指头颅上半部(眉目以上至枕上部的范围)的疼痛。头痛是一种常见的自觉症状,见于各种急、慢性病中,可由多种原因所致,如血管紧张性头痛、低血压性头痛、紧张性头痛、外伤性头痛、高血压、脑动脉硬化、头面五官疾患引起的头痛。本病属于中医的"头风""脑风""首风"的范畴。头部经络为诸阳经交会之处,故有"头为诸阳之会"之说,凡五脏精华之血,六腑清阳之气,都上会于此。六淫外侵或七情内伤均可导致升降失调、气血逆乱、瘀阻清窍、清阳不运,进而出现头痛。

治则 活血通窍,行气止痛。

治疗 主穴取太阳、印堂、大椎、耳背静脉及局部阿是穴。依辨证、辨症配穴,外感头痛者加风门;巅顶痛者加百会;前额痛者加攒竹;后头痛者加风池;偏头痛者加角孙。

操作 太阳穴周围较浮浅的脉络、大椎均常规消毒,用三棱针点刺出血,可配合手指挤压出血,直至血液颜色变淡,或出血后即加拔罐,留罐5分钟,起罐后用消毒干棉球擦拭干净;印堂、阿是穴(疼痛处或头部疼痛周围可见青筋暴露处)用三棱针点刺出血,并挤出5或6滴血;耳背静脉放血前先揉按耳郭片刻,待局部充血后,选择暴露明显的耳背浅表静脉,用三棱针快速刺破,任血自流,直至血液颜色变淡。配穴可在其穴附近寻找浮浅脉络,常规消毒,用三棱针点刺出血,出血不畅时,用手挤压出血,直至流出血液颜色变淡。

方义 太阳、印堂为经外奇穴,是止头痛的效穴;阿是穴是局部取穴,可疏通局部经络,直达病所;大椎为头部手、足阳明经交汇处,可改善头部气血;《灵枢·口问》云:"耳者,宗脉之所聚也",故选取耳背静脉放血能消肿散结、祛瘀通络、镇静止痛。诸穴共用,可达通经活络、通行气血之功,使头部经络"通而不痛"。

典型病案

杨某,女,26岁,头顶、前额部头胀痛3年余,时发时止,近年来疼痛加剧,每次疼痛持续约半小时方可缓解,尤其恼怒生气后伴有头部发热,头顶部及前额部痛呈跳痛样发作,影响睡眠。行针灸治疗后症状稍能好转,但每逢发作时则跳痛如初。患者于2014年10月5日发作时来我处诊治,饮食可,二便正常。查体:头顶部、前额部无压痛。双颞侧太阳穴处可见青筋怒张。舌淡红,苔薄黄,脉弦细。

诊断 头痛。

证型 肝阳上亢。

治疗 穴取患侧太阳,双侧耳背静脉、行间、太冲、上星、百会。

操作 于患侧太阳穴静脉怒张明显处严格消毒,用一次性 5 号针头点刺,任血自流,直至血液颜色变淡。耳背静脉放血前可先揉按耳郭片刻,待局部充血后,选择暴露明显的耳背静脉,以一次性 5 号针头刺破血管使血流出;上星、百会点刺出血,共约 5mL 血液。行间、太冲常规消毒以毫针针刺,行泻法,留针 30 分钟。隔日治疗 1 次。

经 1 次刺血后,患者感觉刺血部位疼痛,但头顶及额部疼痛明显减轻,后经 5 次治疗头痛消失,随访 6 个月未复发。

按语 该患者头痛病史已有 3 年之久,反复发作,常与情绪变化有关,且发作时疼痛难忍,呈跳痛,并见患者两太阳穴处青筋怒张,辨证为血瘀于络。故刘少明老师采用刺络放血之法以治之。百会、上星为督脉穴,位于巅顶及额部,刺之以通督脉、祛瘀血,并取局部太阳穴刺血以祛瘀。经 6 次治疗,患者症状明显减轻。刘少明老师认为,治病要以辨清证候为关键,该案中患者曾经过针刺治疗效果不佳,易反复,且病程较长,可以判断为久病入络,治疗当以祛瘀通络为根本,络通则痛自消。且刺络放血疗法治疗头痛效果显著,特别是以下两种情况最为适宜:一是观察患者表现,若有疼痛难忍,常影响到睡眠,并出现青筋怒张者,为刺血之宜;二是头痛患者发病时久,病情迁延难愈,反复发作,虽有患者自感疼痛不甚剧烈,但"久病入络",故该种情况亦是刺络放血之适应证。

(三)面痛的治疗经验

面痛即"三叉神经痛",是以三叉神经分布区域出现放射性、烧灼样、抽掣样疼痛为主症的疾病,是临床最典型的神经痛。其多发生于 40 岁以上的女性,以面部疼痛突然发作,呈闪电样、刀割样、针刺样、火灼样剧烈疼痛,伴面部潮红、流泪、流涎、流涕、面部肌肉抽搐,常因说话、吞咽、刷牙、洗脸、冷刺激、情绪变化等诱发。症状持续数分钟,发作次数不定,间歇期无症状。中医学认为本病多由外感风邪、情志不调、外伤等引起,若风寒之邪侵袭,面部阳明、太阳经脉受扰,寒性收引,凝滞经脉,气血痹阻;若风热邪毒侵袭,则面部经脉气血瘀滞,运行不畅;若情志不调、外伤,或久病入络,则气血瘀滞,面部经络气血痹阻,不通则痛。

治则 通经活络,活血止痛。

治疗 主穴取患侧太阳、下关、阿是穴及双侧合谷。配穴可根据面部三叉神经三支走行,第一组取阳白、丝竹空、攒竹;第二组取四白、颧髎、迎香;第三组取承浆、颊车、翳风,以上三组均取患侧。风寒者加列缺;风热者加曲池;血瘀者加血海、三阴交,均取双侧穴。

操作 以上穴位及穴位附近较浮浅的脉络处常规消毒,用三棱针点刺放血,可配合手指挤压出血,每穴 3 ~ 5 滴,或至流出血液颜色变淡。配穴用三棱针点刺放血;翳风、血海、三阴交可配合拔罐,留罐 10 分钟。

方义 太阳为头部经外奇穴,是治疗头面部疾患的有效穴位;下关、阿是穴是局部取穴,刺之可通调局部之络,直达病所;合谷为手阳明大肠经原穴,常有"面口合谷收"之说,刺血可达祛风通络、止痛解痉之效。

最初治疗隔日治疗 1 次,连续治疗 3 次,后每周治疗 2 次。

典型病案

张某,男,35 岁,左侧面部阵发性疼痛 3 年余。患者 3 年前无明显诱因出现左侧面部阵发性疼痛,每次持续几秒钟,一日可发作数次,发作间歇期一直坚持服药。3 个月前疼痛加重,痛如闪电抽掣样,放射至左侧面颊部,张口、洗脸均不能,遂来我处就诊。经针灸、电针治疗后疼痛有所减轻,患者欲进一步治疗,故收治住院。入院时症见:左侧面部阵发性剧痛,疼痛如过电样放射至左侧面颊部,每次发作时间约 3 分钟,冷、热刺激均可诱发疼痛,两三天发作 1 次,左侧面部有触痛点,一经触及,便诱发疼痛。

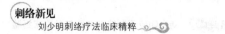

诊断 面痛。

证型 气滞血瘀。

治疗 穴取患侧太阳、下关、颊车、翳风、疼痛触发点及双侧合谷。

操作 于上述穴位附近较浮浅的脉络先常规消毒,用三棱针点刺放血,可配合手指挤压出血,每穴放血 3～5 滴;翳风放血结束后加拔罐,留罐 10 分钟。放血前 3 次采用隔日治疗 1 次,以后每周 2 次。

经治疗,患者 3 天内疼痛有所发作,但程度减轻,第 4 日疼痛明显减轻。后续巩固治疗 3 周,疼痛未再发作,门诊随访半年未复发。

按语 无论外感风邪、情志不调、外伤等因素,均与本病有关,其病机均为致病因素伤及面部经脉,使脉络瘀阻不通,不通则痛,故而治疗该病以通为法。该患者面部疼痛已 3 年余,病程已久,所谓"久病入络",络脉瘀阻之证显著,因此治宜通络止痛。取疼痛区腧穴太阳、下关、颊车、翳风及疼痛触发点刺络放血,以祛瘀通络,通调局部之气血;合谷为治疗口面疾病及止痛之要穴。诸穴合用,共达祛瘀通络止痛之效。

(四)胃痛的治疗经验

胃痛又称胃脘痛,是以上腹部近心窝处胃脘部发生疼痛为主的病症,是中医内科的一种常见病、多发病。现代医学的急、慢性胃炎,消化性溃疡,功能性消化不良等均可归属于"胃痛"范畴。本病多由外感六淫、饮食不节、情志失调、脾胃虚弱等而导致气机郁滞,胃失和降,不通则痛。

治则 和胃止痛。

治疗 主穴取双侧内关、足三里、胃俞、脾俞、中脘。依辨证、辨病配穴,肝气犯胃者加肝俞、太冲;气滞血瘀者加血海、梁丘;脾胃虚寒者点刺后加艾灸。配穴均取双侧。

操作 主穴用三棱针点刺出血各 0.5～1mL,出血不畅者可加拔罐,或手指挤压出血。脾胃虚寒者刺后加艾灸。配穴均在其附近寻找较浮浅络脉,以三棱针点刺出血 0.5～1mL。

方义 中脘为胃之募穴,能降逆止呕,通腑气;足三里为足阳明胃经合穴,能调理脾胃,补中益气;脾俞、胃俞健脾和胃,理中降逆;内关属手厥阴心包经,为八脉交会穴,通阴维脉,刺之可和胃降逆,理气止痛。

典型病案

杨某,男,47岁,胃脘胀痛不适6年。患者于6年前无明显诱因出现胃脘胀痛不适,时轻时重,伴纳差、嗳气,食后胃脘胀甚,食用刺激性、凉性食物则病情加重。曾行多次胃镜检查提示慢性萎缩性胃炎,用乐得胃等西药治疗效果不明显,为求中医针灸综合治疗,遂来我科。舌淡红,苔薄白,脉弦细。

诊断 胃痛。

证型 脾虚气滞。

治疗 穴取双侧脾俞、胃俞、肝俞、足三里、期门、内关、中脘。

操作 以上各穴用三棱针点刺,并加拔罐,留罐10分钟。后在脾俞、胃俞、足三里处加艾条温和灸,每穴20分钟,每周治疗2次。

治疗1次后患者自述胃部胀痛有所减轻,食欲增加。经4周治疗,患者症状基本消失,食欲好转,显效。

按语 该患者胃脘疼痛常于食后加重,伴纳差、嗳气,为气机郁滞、胃失和降所致。不通则痛,故选用肝俞、期门疏肝理气,中脘、足三里、内关、脾俞、胃俞健脾和胃降逆。上述腧穴行刺络拔罐,可通络祛瘀化滞,同时配合脾俞、胃俞、足三里艾灸可健脾和胃,助运化。各法同用,以达瘀祛、络通、气行、痛消之效。

(五)胁痛的治疗经验

胁痛是以一侧或两侧胁肋部疼痛为主要表现的病症,又称"胁肋痛""季肋痛"或"胁下痛"。胁痛是肝胆疾病中常见的症状,肝居胁下,其经脉布于两胁,胆附于肝。凡情志抑郁、肝气郁结,或过食肥甘、嗜酒无度,或久病体虚、忧思劳倦,或跌扑外伤等,均可导致胁痛。辨证时,应先分气血虚实,一般气郁多为胀痛,痛处游走不定;血瘀者多为刺痛,痛有定处;虚证多隐隐作痛;实证则疼痛突

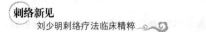

发,痛势较剧。

治则 通经活络,疏肝理气,活血化瘀。

治疗 主穴取患侧支沟、期门,双侧阳陵泉、太冲以及膻中。据证配穴,实证者加膈俞;虚证者加肝俞、肾俞、足三里。配穴均双侧取穴。

操作 主穴支沟、膻中、阳陵泉用三棱针点刺出血,期门用皮肤针叩刺至局部渗血,并加拔罐,留罐10分钟。太冲附近寻找较浮浅脉络,常规消毒后用三棱针点刺出血,若出血不畅可用手指挤捏,出血3~5滴。配穴膈俞用三棱针点刺出血,加拔罐,留罐10分钟。肝俞、肾俞、足三里用皮肤针叩刺至局部发红,后用艾条温和灸20分钟。

方义 支沟为手少阳三焦经腧穴,三焦经气所行之处,善调理诸气;膻中为心包之募穴、八会穴之气会,能够调畅情志、疏通胸中气机;期门为肝之募穴、局部取穴,阳陵泉为胆经合穴、筋会,两者合用,可疏肝利胆、宽胸利胁、除胸胁胀满疼痛;太冲为肝经之原穴,具有疏肝利胆、通经活络之效。以上诸穴共用,可收行气活血止痛之功。

典型病案

黄某,女,34岁,双侧胁痛半年,加重2个月余。患者半年前因与家人吵架生气后常感两侧胁胀不适,喜叹息,疼痛时有连及脘腹,嗳气后觉胁部舒畅。2个月前胁痛加重,食欲下降,并感喉中有异物,恶心欲吐,经服中药后有所减轻。近1周又受家人刺激,胁痛更甚,故来就诊。现症见:两侧胁肋胀痛不适,右侧为甚,不喜按揉,月经提前,血色暗,有血块,头胀痛,眼睛胀痛,食少眠差,大便秘结,小便黄。舌红,舌边、尖有瘀点,苔薄黄,脉弦细。

诊断 胁痛。

证型 肝郁化火兼血瘀。

治疗 穴取膻中及双侧太阳、支沟、期门、肝俞、血海、三阴交、太冲。

操作 期门用皮肤针叩刺加拔罐,余穴点刺拔罐,留罐15分钟。每3日1次。治疗3次后,患者自觉头痛减轻,眼胀亦减轻,胸胁部舒畅,大便好转。共经6次治疗,月经恢复正常,胸胁疼痛消失,临床治愈。

按语 该患者之胁痛为与人争吵、生气发怒所致,怒则伤肝,导致肝郁气滞血瘀,郁久化火,可见大便秘结、小便黄、舌质红、苔薄黄。热扰心神则眠差,郁热循经上扰头面则见头眼胀痛。肝木旺必侮脾土,可见食欲下降、恶心呕吐等。气滞血瘀,故见月经色暗、有血块。治宜疏肝解郁、活血化瘀、泻火。取期门、肝俞、太冲疏肝解郁,血海、三阴交活血化瘀,膻中理气止痛,支沟疏导三焦之气,为治疗胁肋疼痛之要穴。患者有头目胀痛,故选局部太阳,以祛瘀止痛。各穴采用刺络拔罐,共达祛瘀通络止痛之效。

(六)痛经的治疗经验

痛经是指妇女经期前后或行经期间出现小腹疼痛或痛引腰骶,甚至剧痛晕厥者,亦称"经行腹痛"。该病每随月经周期而发,严重者可伴恶心呕吐、冷汗淋漓、手足厥冷等全身症状,严重影响日常生活。西医将其分为原发性和继发性两种。经过详细妇科临床检查未能发现盆腔器官有明显异常者,称原发性痛经,也称功能性痛经,多见于青春期少女、未婚及已婚未育者,此种痛经在正常分娩后疼痛多可缓解或消失。继发性痛经则指生殖器官有明显病变者,如子宫内膜异位症、子宫腺肌症、盆腔炎或宫颈狭窄等,常见于育龄期妇女。本病属妇科临床的常见病,中医认为该病的发生是由于经期前后冲任二脉气血不和,脉络受阻,导致胞宫的气血运行不畅,进而出现"不通则痛",或胞宫失于濡养所致的"不荣则痛"。其病因病机可分为气滞血瘀、寒凝血瘀、湿热瘀阻、气血不足、肾气亏虚等证型。本病以实证者居多,而虚证者较少,亦有证情复杂,实中有虚,虚中有实,虚实兼夹者。

治则 调经止痛。

治疗 主穴取双侧三阴交、地机、阿是穴(腰骶部皮下硬结及压痛处或血络处)。还可依证配穴,气滞血瘀者加合谷、太冲;寒凝血瘀者加灸水道;湿热瘀阻者加阴陵泉、行间;气血不足者加灸足三里、脾俞;肾气亏虚者加灸肾俞、命门。配穴均双侧取穴。

操作 三阴交、地机用三棱针点刺后加拔罐,使其出血2～3mL,虚证者出血量则以2或3滴为宜;腰骶部皮下硬结及压痛处或血络处用三棱针行挑刺或皮肤针叩刺。实证者可加拔罐或用手指挤捏出血,使出血量稍多,直至血液颜色变淡;虚证者以局部发红、微微渗血为度。配穴合谷、太冲、阴陵泉、行间常规消毒,用1～1.5寸毫针针刺,行泻法,留针30分钟;水道、足三里、脾俞、肾俞、命门可用温针灸或温和灸法,注意控制施灸距离及时间,防止烫伤。

方义 三阴交为肝、脾、肾三经交会穴,可调节肝、脾、肾三经的气血,起到活血化瘀行气之效;地机为足太阴脾经郄穴,足太阴经循于少腹部,阴经郄穴治血证,有调血通经止痛之效;腰骶部对应部位是盆腔,痛经时可见络脉处常为其反应点,故直接刺之治疗效果良好。

注意事项 每于经前2～3天开始治疗,每周刺血2次,至月经结束为1个疗程,一般治疗3或4个疗程。

典型病案

霍某,女,24岁,痛经8年余。14岁月经初潮,每次月经来潮时,小腹剧痛难忍,伴反酸、恶心呕吐,诊断为原发性痛经。曾经多方治疗,服用止痛药或小腹部热敷等可使症状有所好转,但未能坚持治疗。此次月经来临1天,复感小腹疼痛,痛引腰骶,伴胸胁、乳房胀痛不适,恶心欲吐、反酸,月经色暗,有暗红色血块。患者面色苍白,舌暗有瘀点,苔薄白,脉弦涩。

诊断 痛经。

证型 气滞血瘀。

治疗 穴取腰骶部血络处,双侧地机、三阴交、太冲、合谷。

操作 三阴交、地机常规消毒,用三棱针点刺数下,加拔罐,出血2～3mL;腰骶部血络处常规消毒后,用皮肤针叩刺,待局部出血后加拔罐,留罐10分钟,出血量约3mL,每周2次。三阴交、地机、合谷、太冲以毫针针刺,行泻法,15分钟行针1次,留针30分钟,每日治疗1次。

患者经刺血后,立感腹部疼痛减轻,呕吐、反酸亦减轻,经3个月经周期治疗后告愈。

按语 该患者为典型的气滞血瘀型痛经,故可在其腰骶部见到明显的血络瘀滞处,在此刺络放血可以直接通络止痛,同时配合三阴交、地机刺血可起到活血化瘀行气、调血通经止痛之效;肝主藏血,为女子之先天,太冲为肝经之原穴,刺之可疏肝理气、调经理血,合谷为治疗痛经之要穴。各穴共用,以达行气活血、通络止痛之效。

(七)蛇串疮的治疗经验

蛇串疮是一种以簇集状丘疱疹、呈带状分布、局部刺痛为特征的急性疱疹性皮肤病。因其好发于胸胁部,故又称之为"缠腰火丹",相当于现代医学的带状疱疹。中医学认为,本病是由情志内伤,肝气郁结,久而化火,肝经火毒蕴积,夹风邪上窜头面而发;或夹湿邪下注,发于阴部或下肢;火毒炽盛者多发于躯干。年老体弱者常因血虚肝旺,湿热毒蕴,导致气血凝滞、经络阻塞不通而疼痛剧烈,病程迁延日久。本病初期以湿热火毒为主,后期以正虚血瘀夹湿邪为主。

治则 活血止痛,泻火解毒,清热利湿。

治疗 主穴取皮损局部皮肤,以皮损两头为主(掐头去尾),兼取双侧支沟、阴陵泉、行间、曲池、血海。还可依症配穴,发热者加耳尖、大椎;口苦者加太冲;便秘者加天枢、大横;瘀血阻络者根据皮损部位加用相应的穴位,位于颜面者加印堂、太阳、颧髎,位于胸胁部者加期门、大包,位于腰腹部者加章门、带脉。

操作 皮损局部以皮肤针叩刺,重点在带状疱疹皮损两端,以刺破疱疹、周围皮肤充血或微微出血为度,并加拔罐,留罐10分钟,并配合点刺放血。支沟、阴陵泉、行间毫针针刺,行泻法,留针30分钟;并可在行间穴附近寻找较明显的络脉,以三棱针点刺出血,出血不畅时可配合手指挤压出血。配穴耳尖揉搓发红,用三棱针点刺,挤压出血10~20滴;大椎刺血,加拔罐,留罐10分钟,起罐后用消毒干棉球擦拭干净;太冲、天枢、大横以毫针针刺,行泻法,留针30分钟;

印堂、太阳、颧髎以三棱针点刺出血,出血不畅时可配合手指挤压出血;期门、大包、章门、带脉用皮肤针叩刺,以局部皮肤充血或微微出血为度。

方义 针对局部及周围皮肤用叩刺并加拔罐,可以起到活血通络、祛除邪毒、调畅患处气血之效;支沟为手少阳三焦经经穴,阴陵泉为足太阴脾经合穴,两穴共用可达清泻三焦邪热、健脾化湿之功;行间为足厥阴肝经荥穴,具有疏肝泻热之效。

典型病案

王某,女,45岁。患者右侧胁腹部、背部疼痛8天,伴疱疹3天。患者8天前无明显诱因出现右侧胁腹部、背部疼痛,于第2天前往我院门诊就诊,行腹部B超,未见明显异常,遂未行治疗。回家后胁肋、腹部、背部疼痛加重,皮肤出现跳痛灼热感。3天前右侧胁腹部、背部出现散在疱疹,并逐渐增多。今为求针灸、中药的系统治疗,遂来我院。现症见:右侧胁腹部、背部疼痛,皮肤呈烧灼样痛。舌淡红,苔腻,舌下脉络迂曲,脉弦细滑。

诊断 蛇串疮。

证型 湿热内阻兼血瘀。

治疗 穴取皮损局部,双侧支沟、合谷、曲池、血海、丰隆、阴陵泉、三阴交。

操作 疱疹局部两端用刺络放血疗法,局部常规消毒后,用皮肤针叩刺疱疹和周围皮肤,并加拔罐,留罐10分钟。其余穴位常规针刺,行泻法。每日1次,10次为1个疗程。

患者经1次治疗后,右侧胁腹部、背部疼痛明显改善;经3次治疗后未见新发疱疹,原有皮损处已结痂;共经7次治疗后,患者背部无疼痛,右侧腹部留有轻度不适,不影响患者日常生活,好转出院。随访无复发,临床治愈。

按语 本病是由正气不足,感受风火或湿毒之邪,湿热毒邪互相搏结,壅滞肌肤为患。《灵枢·九针十二原》提到"宛陈则除之,邪盛则虚之",《灵枢·经脉》有"盛则泻之,热则疾之"之说,本案采用刺络放血之法,且放血量大,目的在于使瘀血排出,湿热邪毒随血尽泻,邪去正安,气血通畅,故而疼痛顿减,疱疹即刻结痂、消失。

二、周围性面瘫的治疗经验——分期对待，刺血有别

周围性面瘫，是指茎乳突孔或以下部位面神经的急性非化脓性炎症所致的急性周围性面神经麻痹，中医学称之为"歪嘴风""卒口僻""口眼㖞斜"等，属于常见病和多发病。本病可发生于任何年龄，一年四季均有发病，但以春、秋两季发病率最高。

（一）病因病机

中医学认为，本病多为面部脉络气血亏虚，风、寒、热邪乘虚而入，侵袭面部，伤于卫气而阻遏营血，致经脉气血阻滞，经筋失养，肌肉纵缓不收而成。刘少明老师认为，周围性面瘫的病机关键在于气血阻滞、经脉不通，因此在治疗上以"通络"为大法，主张采用刺络放血法为主治之，可达祛瘀通络、活血养血、调和气血之效。《灵枢·小针解》言"宛陈则除之者，出恶血也"，《灵枢·经脉》说"刺诸络脉者，必刺其结上甚血者，虽无结，急取之，以泄其邪，而出其血"。《素问·调经论》提到"刺留血奈何？……视其血络，刺出其血，无令恶血得入于经，以成其疾。"《医林改错》又言"岂知出血乃所以养血也"。可见，刺络放血既可使瘀血得除、气机顺达、经脉得通，亦可活血养血、祛瘀生新。故以刺络放血疗法为主治疗面瘫，可直达病所，临床疗效显著。

（二）分期治疗

周围性面瘫在临床中的分期没有统一的标准，很多医家根据自己的经验进行分期，有分二期、三期的，亦有分四期的，且各期的命名也存在不同。刘少明老师依以其经验，将周围性面瘫分为三期，分别为：急性期，发病 1～7 天；恢复期，发病 8～21 天；后遗症期，22 天以上。

1.**急性期**

急性期的治疗祛邪是关键，以刺络放血为主。

(1)临床特点:病程在 7 天以内。该病发病突然,3~5 天内病情有加重趋势;发病诱因多见感冒、受寒、疲劳等。部分患者在发病前 1~2 天有同侧耳后、耳内、乳突区或面部的轻度疼痛,但多数患者无自觉症状,常于晨起洗漱时发现口角㖞斜、面肌麻痹。患者表现为病侧面部表情肌瘫痪,前额皱纹消失,眼裂增大,鼻唇沟变浅,口角下垂,歪向健侧。面部肌肉运动时,上述体征更为明显的同时,病侧不能做皱额、蹙眉、闭目、露齿和鼓气等动作。

(2)治则:该期多为邪气外侵、脉络阻滞、经筋失养,–以邪实为主,治宜祛风散邪、通经活、调和气血。刘少明老师认为,该期的治疗应以祛邪为关键,邪祛则脉络亦通,络通则气血调和,故主张采用刺络放血疗法。

(3)治法:翳风,刺络放血,每日 1 次,每次放血 1~2mL。若患者伴有耳后疼痛,则应加大出血量,可在刺血后加拔罐,出血量可达 5mL 以上,隔日治疗 1 次。同时,可于患侧面部行 TDP 照射,以促进活血通络。

2.恢复期

(1)临床特点:指发病 8~21 天。该期面神经炎症及水肿已基本得到控制,患者耳后疼痛减轻或消失,症状趋于稳定。如治疗得当,部分病情轻浅者可在此期痊愈,但大多数患者因急性期失治等原因致病程延长,功能恢复较缓慢。

(2)治则:该期多属虚中夹实证。此期风寒之邪入里化热或风热之邪侵袭,与里热相合,郁于阳明、少阳之经,致使经气与筋、脉、肌郁而筋肌纵缓不收,虽有本虚,但以标实为主,应"急则治标""实则泻之",用泻法以祛邪,治以疏风清热、通络活血为主。

(3)治法:可用刺络放血配合针刺治疗。

刺络放血:对局部采取刺络放血治疗。抬眉动作差者,选阳白及其周围刺络放血;闭眼差者,选上、下眼睑刺络放血;口角㖞斜者,选患侧口角周围刺络放血;面颊活动差或感觉异常者,选下关、牵正及其周围刺络放血。治疗时采用三棱针在穴位局部寻找明显血络处点刺,出血量控制在 1~3mL,隔日治疗 1 次。

针刺治疗:主穴取患侧阳白、四白、颧髎、地仓、颊车、翳风及双侧合谷。毫针常规针刺。可依辨证、辨病配穴,抬眉困难者加攒竹,鼻唇沟变浅者加迎香,人中沟歪斜者加人中,下唇歪斜者加承浆。面部选取 2 或 3 对穴位接电针,采用低频连续波治疗,每次 30 分钟,每日治疗 1 次,10 次为 1 个疗程。

3.后遗症期

(1)临床特点:发病 22 天以上,主要表现为面神经功能恢复不完全,多数患者遗留有程度不同的表情肌运动障碍,患者自觉面部僵硬不适,易疲劳、流泪等。

(2)治则:此期病程相对已久,正虚邪恋,辨证多为气虚血瘀型,治以调理气血,补泻兼施。

(3)治疗方法:刺络放血配合针刺。

刺络放血:同恢复期,但每次刺血采取皮肤针叩刺法,以局部渗血或微微出血为度,出血量不宜过多,隔日治疗 1 次。

针刺方法:同恢复期,针刺腧穴中加足三里以补益气血、濡养筋脉。隔日治疗 1 次。

(三)注意事项

(1)急性期刺络放血的出血量不宜太少,太少则疗效较差。恢复期及后遗症期刺络放血的出血量相对急性期小,后遗症期以微微出血为度,出血量不宜过多,否则会损伤气血。

(2)刺血后注意保持创面清洁,防止感染。嘱患者清淡饮食,调畅情志。

(3)嘱患者注意面部及耳后保暖,忌用冷水洗脸。眼睑闭合不全者应防止结膜感染,佩戴眼镜或眼罩,适当外滴眼药水以濡润结膜,减轻眼睛干涩不适。

(4)加强自身锻炼,嘱患者用手指搓揉患侧面部,以发热为度,改善局部血液循环,经常做挤眼、抬眉及收缩口角等表情动作,促使面神经功能更快恢复。

(5)嘱患者自行制作调护粥汤,如薏米粥、芡实粥等,以帮助提高免疫力,增强抵御病邪的能力。

典型病案

白某,男,58 岁。以"左侧面部活动不灵 9 天"为主诉。患者 9 天前吹空调受凉,下午自觉右侧颊肌跳动不适,随后发现右侧面部活动不灵,出现右侧抬眉、耸鼻力弱,右侧口角歪向左侧,右侧面颊吃饭夹食、喝水漏水、鼓腮漏气等症状,但未予重视,当日未行任何治疗。次日,病情较前无明显变化,前往私人诊所口服中药汤剂数天仍未见明显变化,后前往诊所贴膏药,症状亦无改善。现为求系统治疗,于今日来我院门诊就诊。发病前有受凉史,发病以来无意识丧失,无耳聋、耳鸣,无听觉、味觉改变。现症见:右侧抬眉、耸鼻、闭目力弱,耳后疼痛,右侧面颊吃饭夹食、刷牙漏水、鼓腮漏气,全身困乏无力,纳食可,睡眠差,夜尿频,每晚 5 或 6 次,大便干,4～5 日一行。舌暗淡,苔白腻,舌下脉络迂曲,脉细滑略浮。

诊断 周围性面瘫。

证型 气虚血瘀兼痰阻。

治则 中医以益气活血通络,化痰除湿,西医以营养神经治疗为原则。

操作 主穴选阳白、翳风。穴位常规消毒后,用一次性 5 号注射针头点刺 3～5 次,加拔火罐,留罐 10 分钟,隔日治疗 1 次。

患者经一次治疗后,第二天抬眉力量较前增强,耳后疼痛较前明显减轻。10 天后该患者病情痊愈。

按语 该患者面瘫缘由吹风受凉,风寒之邪袭络,面部阳明经筋失于濡养所致。就诊时,值该病恢复期,此期外邪渐已入里,化痰化瘀,经络阻滞,症见大便秘结,舌质暗淡不红,脉细滑。治疗需通经活络、祛瘀,故刘少明老师于阳白、翳风二穴刺血、拔罐,祛除经络之瘀阻,使经络自通,症状遂减。

三、中风的治疗经验——巧用井穴祛瘀通络、调和气血

中风是以猝然昏扑、不省人事,伴有口眼㖞斜、偏瘫、失语,或不经昏仆,而仅以歪僻不遂为特征的一种病症。随着现代医学的发展,中风患者若在急性期

得到有效救治,绝大多数神志可恢复,但一般都有不同程度的后遗症。中风后遗症则是指在急性期过后患者遗留的偏瘫、偏身感觉障碍和偏盲的"三偏"症状,以及言语障碍、吞咽障碍、认知障碍、日常活动能力障碍、大小便障碍等情况。

中风由于积损正虚、气血亏虚,复因五志过极、饮食失节,使脏腑阴阳失调,血随气逆,肝阳暴亢,内风旋动,夹痰夹火,横窜经脉,蒙蔽清窍而发病。恢复期,虽病邪大减,但正气已伤,患者仍因气血亏损未复,风、火、痰、瘀滞,留于经络而致清窍闭塞,症见痴呆、大小便障碍等;若血运不畅,阻滞肢体、舌本络脉等,症见口眼㖞斜、半身不遂、言语不利;若肢体筋脉濡养不足,症见偏身麻木不仁。《灵枢·刺节真邪》云:"虚邪偏客于身半,其入深,内居营卫,营卫稍衰,则真气去,邪气独留,发为偏枯。"正气不足,邪气稽留,是中风后遗症基本病因病机(本虚标实)。脑窍闭塞致昏仆或瘫痪后,患侧肢体功能活动受限,必然导致气血运行不畅、经络阻滞。恢复期及后遗症期则以经络瘀滞为主证,此期的治疗应以疏通为大法,经络得疏,瘀血得消。另外,直接在瘀阻部位针刺放出恶血,达到活血化瘀的目的,使旧血去而新血生,起养血和血之作用。刘少明老师在治疗此病时以刺络放血为主,并配合针刺以疏通经络、祛除邪气,使正气恢复,疾病方愈。

治则 疏经通络,调和气血。

治疗 主穴取双侧少商、隐白。上肢肢体偏瘫者加患侧肩髃、曲池、外关、合谷;下肢肢体偏瘫者加患侧环跳、阳陵泉、足三里、解溪、昆仑;伴肢体肿胀者加刺其他井穴;口㖞者加地仓、颊车;言语謇涩者加廉泉、通里、金津、玉液;肢体麻木者加八邪、八风;癃闭者加中极;痴呆者加百会、印堂。

操作 少商、隐白刺血。以三棱针快速点刺出血5~10滴,隔日治疗1次。本病为本虚标实之证,故刺血量不宜过多,取少商、隐白可调节脾胃、通肺经,且避免出血量过多。配穴中金津、玉液以粗毫针点刺出血,待血自行停止为度;百会、印堂以三棱针点刺出血,用手挤压出血5~10滴,隔日治疗1次;余穴用毫针针刺,行平补平泻,留针30分钟,每日治疗1次。

方义 少商为肺经之井穴，是经气生发之处，具有通肺气、调和气血之效。肺为华盖，位置在上，运行宗气，肺朝百脉。气血的运行依赖于肺气的推动，气为血之帅，气行则血行，所以肺气充盈是助心行血的必要条件。肺经起于中焦，故对肺经井穴少商刺血可通肺经、祛瘀通络、和调气血。隐白为足太阴脾经之井穴，为太阴、阳明经交接之处，脾胃位于中焦，为气血生化之源，足阳明经为多气、多血之经，故主血所生之病，刺隐白可通调脾胃表里二经，调阳明之经气，使脾胃和调，气血生化有源，正气得复。二者一通一补，共达益气通络之功。

典型病案

王某，女，64岁，以"右侧肢体活动不能伴言语障碍3个月"收治入院。入院症见：右侧肢体活动不能，右手及右下肢肿胀，右侧肢体关节疼痛，言语障碍，可说出简单字词，词不达意，理解力差，反应迟钝，偶有饮水呛咳，食纳可，睡眠一般，二便基本正常。查体：右上肢肿胀、皮光发亮，手指更甚，右下肢足下垂，足踝部肿胀较足胫部甚，右侧腱反射（＋＋＋），深浅感觉无法完成，右侧霍夫曼征、巴宾斯基征（＋）。舌质暗淡，苔白腻，脉细滑，无力。

诊断 中风（中经络）。

证型 痰瘀内阴兼气虚。

治疗 取右侧肢体井穴、曲池、外关、足三里、悬钟、三阴交。右侧肢体井穴以三棱针点刺，各出血10滴左右，隔天1次。曲池、外关、悬钟采用刺法平补平泻，足三里、三阴交针用补法，每日治疗1次。

患者右侧肢体刺血后，肿胀当即减轻，可见皮肤纹理、褶皱。经3次刺血，5次针刺，患者肢体水肿尽消，疼痛亦解，显效。

按语 该病案中患者为中风后出现偏瘫肢体肿胀，该病是由于中风后气血运行不畅，经络瘀阻，导致阳气不通，气虚、水湿停滞所致，"瘀血既久，化为痰水"，由此可见，中风后肢体肿胀主要病机为气虚血瘀。根据该患者的症状及舌脉，可辨证为痰瘀内阻、气虚肾亏。刘少明老师认为，瘀祛方能气行，气行则痰湿可化。故采用放血疗法，在选取少商、隐白的基础上，再加用其他井穴，《针灸大成》云:"人之气血凝滞不通,可用刺血法以祛除其凝滞,活血化瘀。"《难经集注》中说:"井者,山谷之中,泉水初出之处",十二井穴为十二经经脉气始发之处。故刺十二井穴出血,以泻十二经之瘀血,瘀血祛,则阳气行,水湿乃化,水肿可消。后采用局部针刺曲池、外关、悬钟以通经活络止痛,足三里、三阴交二穴健脾养血益气,补泻兼施,以达瘀祛气行、肿消痛止之效。

四、其他病症

(一)荨麻疹

荨麻疹属于中医的"风团""风疹团""风疹疙瘩""风疹块"等范畴,是一种常见的皮肤病。本病是由于皮肤黏膜小血管扩张及渗透性增强而引起的局限性、一过性水肿反应,以皮肤上突然出现瘙痒性风团、界限清楚、发无定处、骤起骤退、退后不留痕迹为主要特征。该病一年四季均可发生,尤其以春季为发病高峰。中医学认为,本病可因禀赋不足,卫外不固,风邪乘虚侵袭所致;或表虚不固,风寒、风热外袭,客于肌表,使营卫失调而发;或因饮食不节,过食辛辣肥厚,导致胃肠积热,复感风邪,内不得疏泄,外不得透达,郁于肌肤腠理之间而发;另外,血虚生风、生燥,也可导致本病发生。

治则 疏风祛邪,调和营卫。

治疗 主穴取双侧曲池、合谷、血海、膈俞、委中附近的络脉。还可依证配穴,风热偏盛者加大椎、风门;风寒偏盛者加风门、肺俞;表虚卫外不固者加肺俞、脾俞;血虚者加脾俞、足三里;胃肠积热者加支沟、足三里。配穴可取双侧。

操作 三棱针点刺曲池、血海、委中、合谷附近的络脉,虚证者出血 3~5 滴,实证者出血量可稍多,出血不畅时可用手指挤压出血。膈俞用皮肤针叩刺至出血为度,实证者加拔罐,出血量为 1~2mL。大椎、风门、肺俞三棱针点刺出血,加拔罐;虚证者肺俞、脾俞、足三里以毫针针刺,可配合灸法;胃肠积热者支沟、足三里针刺用泻法。

方义 曲池、合谷为手阳明大肠经穴,能够疏风清热、调和营卫、通经络、行气血;血海为足太阴经穴,有养血、凉血之功,为治疗荨麻疹效穴;膈俞为血会,能活血止痒,配合血海可有"治风先治血,血行风自灭"之意;委中为足太阳经合穴,别名血郄,能够调血除湿。以上诸穴共用,可奏气行则血行,血行则风灭之功。

典型病案

谢某,男,19岁。躯干、四肢突然出现大片红色斑丘疹,瘙痒难忍,不时发作,身上有多处抓痕,于第次日来诊。现症见:间断四肢及躯干部皮肤瘙痒,搔抓后瘙痒范围扩大,并起大片丘疹,骤起骤退。查体:四肢、胸、背部有散在大小不等、形态各异的疹块,高于皮肤,部分融合成片,表面发红。舌红,苔薄黄,脉浮数。

诊断　风疹。

证型　风热。

治疗　穴取大椎及双侧风门、风市、曲池、合谷、血海、膈俞。大椎、风门、血海、膈俞采用刺络拔罐,留罐10分钟;风市、曲池、合谷用三棱针点刺,并挤出少量血液。

治疗后患者当即瘙痒明显减轻,治疗结束时疹块已褪色并消失,当日发作次数减少。连续治疗2天后症状未再发作,1周后随访,未再复发,临床治愈。

按语　该病病因多以风邪为主,与气候寒暖、饮食不节等因素有关。病机由风邪郁于肌表,腠理闭阻,不得宣泄,久则郁而化火,伤及阴血,血中火盛则发疹。本病发作较急,且为新发,瘙痒面积大,根据舌脉,为风热侵袭肌表所致,故以祛风清热、理血止痒为其治则。选取手、足三阳经,督脉之交会穴大椎,足太阳经之风门以祛风清热;曲池、合谷为手阳明大肠经穴,能够疏风清热、调和营卫、通经络、行气血;血海为足太阴经穴,有养血、凉血之功,为治疗荨麻疹之效穴;膈俞为血会,能活血止痒,配合血海可起到"治风先治血,血行风自灭"之效。以上各穴采用三棱针点刺出血以泻瘀滞之血,起理血养血之效,进而使疾病痊愈。

（二）胃下垂

胃下垂即胃缓，是指站立位时，胃的位置下降，胃小弯最低点降至髂嵴水平连线以下。本症是内脏下垂的一部分，多见于瘦长体型，腹壁松弛、腹肌瘦薄者，亦可见于经产妇。临床上一般轻症无明显表现，食后易觉饱胀，平卧减轻，有恶心、嗳气、胃痛等表现，常伴有眩晕、乏力等。中医学认为本病多因脾胃虚弱，清阳不升，中气下陷所致。

治则 健脾益气，升阳举陷。

治疗 主穴取双侧足三里、脾俞及中脘、气海、关元、百会；亦可辨证配穴，气血亏虚重者加血海、天枢、小肠俞；胃下垂甚者加肾俞、命门。配穴可取双侧。

操作 足三里以三棱针点刺放血 3～5 滴，百会以艾条温和灸 30 分钟，余穴以皮肤针叩刺至微有渗血，后加拔罐 10 分钟，起罐后每穴再温和灸 20 分钟。隔日治疗 1 次。

方义 胃下垂乃脾气虚衰，升举无力，中气下陷所致。脾胃为后天之本，气血生化之源，取足三里、中脘为主穴，足三里为足阳明胃经合穴，中脘为腑会、胃之募穴，共同起到调整中焦，增强脾胃运化功能的作用，且足三里为强壮保健要穴，以增强自身的康复能力。中脘能加强胃体蠕动，促进胃体上升。脾主肌肉，与胃下垂后腹肌松弛有关，故加脾俞，配气海、关元，通过调补先天，以促后天。百会为诸阳之会，能够升阳举陷。以上各穴共助脾气升举，使下陷之气恢复，肠腹稳固，下垂之胃得以上升。

典型病案

蒲某，女，34 岁。素体气血亏虚，因患有鼻窦炎，在他处以中医方药诊治。服药 2 个多月后突然感觉胃部胀满有下坠感，平卧症状可减轻，劳累后症状加重。诊断为"胃下垂、慢性胃炎"，经朋友介绍，来我科治疗。现症见：胃部有下垂感，腹部胀痛，神疲乏力，纳差，睡眠不佳，面白唇淡。舌边有齿痕，苔薄白，脉沉缓。

诊断　胃缓。

证型　气血亏虚。

治疗　穴取中脘、气海、关元、百会及双侧足三里、血海。中脘、气海、关元、血海以皮肤针叩刺致微渗血,加拔罐10分钟;足三里点刺放血3～5滴,刺血完毕后温和灸20分钟;百会温和灸20分钟。隔日治疗1次。

患者治疗1次后,无明显变化,待第2次时,患者感觉胃部蠕动,有上升感,偶感胸闷。经过6次治疗,患者自觉脘腹部下垂感减轻,腹胀痛亦减轻,食欲增加,后继续治疗1个月,复查胃下极在髂嵴连线4cm处,临床治愈。

按语　胃下垂属内脏下垂之一,常由中气下陷、升举无力所致。按常理,此种情况应禁刺血,但刘少明老师认为,该患者虽为气血亏虚、中气不足之象,但其症状伴有胃脘胀痛,"痛则不通",可见其确有邪实之征,《血证论》言:"其虚者未成者,更不可留邪为患……而虚证则不废实证诸方,恐其留邪为患也。"取中脘、足三里、气海、关元、血海等穴施以刺络放血,以激发经气、扶正祛邪。刺后各穴及百会行灸法,以振奋阳气、升阳举陷,故而经治疗后症状即消,临床告愈。

(三)痔疾

痔疾是指人体直肠末端黏膜下和肛管皮下静脉丛发生扩张和迂曲所形成的柔软静脉团,又名痔核、痔疾等。根据发病部位不同,临床可分为内痔、外痔、混合痔,主要表现为出血、脱出、肿胀、痒痛、便秘等。中医学认为,饮食不节、肆食辛辣刺激之品,或久坐久立、久居湿地以及长期便秘、多次妊娠等可引起肛肠气血失调,络脉阻滞,燥热内生,留于大肠,湿热与血瘀结滞肛肠、肛门而发病。

治则　活血化瘀,通经活络。

治疗　主穴取双侧大肠俞、二白,痔点(第7胸椎至腰骶部正中旁开1～1.5寸范围内的红色丘疹,1个或数个不等),龈交及其附近阳性反应点。还可依证配穴,湿热下注者加曲骨、三阴交、阴陵泉;瘀血阻络者加次髎、三阴交、膈俞;脾虚气陷者加气海、脾俞、足三里。配穴可取双侧。

操作 大肠俞用三棱针点刺放血,待出血自止即可;二白用毫针针刺,留针30分钟。痔点用三棱针逐个挑破,挤出血珠或黏液,每周1次;或用三棱针挑断痔点表面皮肤白色纤维样物,每次1处,3~5天再挑另一处。龈交及其附近阳性反应点用三棱针点刺放血。配穴曲骨、三阴交、阴陵泉、次髎、膈俞用毫针针刺,行泻法,留针30分钟;气海、脾俞、足三里用毫针针刺,行补法,留针30分钟,可配合温针灸或艾灸法。

方义 痔疮为肛门处瘀血,属大肠,通常在大肠俞有阳性反应点,且大肠俞对痔疮引起的疼痛有很好的止痛之效;二白为经外奇穴,是古今治疗痔疮的经验效穴,《玉龙歌》有:"痔痛之疾亦可憎,表里急重最难禁,或痛或痒或下血,二白穴在掌后寻。"第7胸椎至腰骶部两侧范围内的红色丘疹为治疗痔疮的阳性反应点,是治疗痔疮的经验穴。龈交为督脉的止穴,位于唇系带与齿龈的移行处,为任脉、督脉、足阳明经之交会穴,亦为治疗痔疮的特殊经验穴。

典型病案

王某,女,24岁,农民。间歇性便血,便后疼痛,反复发作1年余。患者1年来大便时常有脱出物,能自行回纳,此次急性加重,伴有肛门坠胀疼痛感。肛肠科检查:肛门齿状线3点处有一痔核,质柔软,有触痛。舌暗红,苔白,脉弦涩。

诊断 痔疾。

证型 气滞血瘀。

治疗 穴取龈交附近的阳性反应点、二白、次髎、三阴交、膈俞。暴露患者唇系带,龈交穴处可见1个白色粟米样点,用三棱针挑刺法挑断粟米样点,使其少量出血,每周1次。二白、次髎、三阴交、膈俞以毫针针刺,行泻法,留针30分钟,隔日治疗1次。并嘱患者多吃富含维生素的食物,多饮水,避免辛辣刺激性食物,注意肛门卫生,每日进行温水坐浴。经此法治疗1次后,患者肛门疼痛有所减轻,便时无脱出物,治疗3次后自觉症状消失。巩固治疗3次,3个月后随访未见复发,临床治愈。

按语 痔疾又称痔疮,常由湿热、瘀血等闭阻于肛肠、肛门所致。该患者病情反复发作 1 年,痔核触痛明显,舌暗红,脉弦涩,均提示为气滞血瘀闭阻于肛门之证,治宜活血化瘀、通络止痛。故选取龈交附近的阳性反应点,以三棱针挑断粟米样点,达到祛瘀通络之效;再取治疗痔疮之要穴二白,以及次髎、三阴交、膈俞用毫针针刺,行泻法,以行气活血止痛。治疗 6 次,疾病痊愈。

(四)过敏性鼻炎

过敏性鼻炎又称变异性鼻炎,主要是由免疫球蛋白(IgE)介导的 I 型变态反应疾病。临床表现为阵发性鼻痒、连续喷嚏、鼻塞、鼻涕清稀量多,伴有失嗅、眼痒、咽喉痒,起病迅速,持续数分钟至数十分钟。常因接触花粉、烟尘、化学气体等致敏物质而发病,环境、温度变化也可诱发。本病属中医"鼻鼽"范畴,多与肺气虚弱有关。肺主气,开窍于鼻,肺气虚则宣发失职,卫阳不固,腠理疏松,外邪乘虚侵入,阻塞鼻窍而发病。

治则　疏风散邪,通络开窍。

治疗　主穴取大椎及双侧迎香、上迎香、太阳、外关、肺俞。还可依证配穴,气虚者加百会、气海,脾虚者加脾俞、神阙、足三里,血瘀者加血海、膈俞。

操作　迎香、上迎香、太阳按揉至皮肤发红,用三棱针点刺出血,出血 1 或 2 滴。外关用三棱针点刺出血,出血 3～5 滴;大椎、肺俞用皮肤针叩刺,以微微渗血为度。配穴取血海、膈俞附近明显血络,用三棱针点刺出血,并加拔罐,留罐 10 分钟;神阙温和灸 20 分钟;百会、气海、脾俞、足三里用毫针针刺,行补法,留针 30 分钟,可配合艾灸治疗。

方义　迎香为手阳明经的止穴,位于鼻旁,通利鼻窍,可治一切鼻病;上迎香为经外奇穴,位于鼻翼根部,是治疗鼻炎的要穴;太阳为经外奇穴,对头面部疾病有较好的疗效;外关为手少阳经之络穴,八脉交会穴之一,为临床治疗头面五官的经验效穴,大椎、肺俞可起到振奋阳气、宣通鼻窍之效。诸穴合用,共奏疏风宣肺、通利鼻窍之效。

典型病案

郭某,男,26 岁。患鼻窦炎、过敏性鼻炎 10 余年,每遇温度变化及刺激性气体或食物,则打喷嚏、流涕不止。服用多种药物后,症状有所缓解,但因治疗疗程长,未能坚持。患者素来易感冒,近来食纳不佳,伴乏困。查体:双侧鼻黏膜苍白、发紫,双侧鼻甲肥大,双侧额窦有轻度压痛。舌红,少苔,脉细数。

诊断 鼻鼽。

证型 脾虚邪侵。

治疗 穴取上星、神阙、气海及双侧迎香、太阳、脾俞。

操作 迎香、上星、太阳刺络放血,每穴出血 2 或 3 滴;神阙、脾俞、气海灸20 分钟。艾灸每日治疗 1 次,刺血每周 2 次。

第 2 周复诊,患者自述鼻涕已减少,但遇刺激物仍然打喷嚏、流涕。继用上法治疗 4 周后,患者已无明显鼻炎症状,仅遇风寒偶有不适感。随访 4 个月,患者病情稳定,无明显鼻炎症状。

按语 过敏性鼻炎属于中医"鼻鼽",最早见于《素问·脉解》,其曰:"头痛、鼻鼽、腹肿者,阳明并于上,上者则其孙络太阴也,故头痛鼻鼽、腹肿也。"鼻鼽多由肺气虚,卫表不固,风寒乘虚而入,犯及鼻窍,邪正相搏,肺气不通,津液停聚,鼻窍壅塞,遂至喷嚏、流清涕。此外,脾虚则脾气不能输布于肺,肺气亦虚,而肺气之根在于肾,肾虚则摄纳无权,气不归元,风邪以内侵。故鼻鼽病变在肺,其病理变化与脾、肾有关。该患者虽为轻年男性,但其病程较长,且其脉细数,为本虚标实之证。故采用迎香、上星和太阳刺络放血,以通络开窍,祛在表之邪;再灸神阙、气海、脾俞以补益脾肾之虚,标本兼顾,邪祛正安,疾病方能在短期内恢复。同时应嘱咐患者注意休息,生活、起居规律,防寒保暖,顾护正气。

第五章　刘少明临床经典医案

一、痛证类疾病

(一)痹病

1.颈项痹

【病案1】任某,男,48岁,工人。2014年3月9日初诊。

1年前因开车劳累致颈部僵硬疼痛,伴左侧头痛,严重时伴恶心,曾在当地医院查头颅多普勒示脑供血不足;在当地诊所给予"针灸、推拿、口服药物(具体用药不详)"治疗,症状有所缓解,但仍有颈项部僵硬不适、头木,偶感头晕,夜间口苦,无恶心、呕吐、心慌、胸闷,食纳可,睡眠可,二便正常。查体:颈5棘突右偏,颈2~6棘突、两侧棘突旁压痛(+),颈部前屈、后伸、左右旋转均稍受限,舌淡,苔薄白,脉沉弦细。颈椎X线片示颈椎生理曲度变直,颈椎退行性改变。既往史:高血压病史1年余,偶服降压药,自述血压控制尚平稳。

中医诊断　颈项痹,证属气滞血瘀型。

西医诊断　混合型颈椎病。

治疗　取穴颈部夹脊穴,局部阿是穴,大椎及双侧天柱、合谷、太冲、风池、太阳。施术部位常规消毒后,于颈项部局部走罐,再于相应颈部夹脊穴、局部阿是穴、天柱给予皮肤针叩刺,至局部皮肤发红或微微渗血为度;大椎给予三棱针点刺出血,出血不畅时加拔罐,或用手指挤压出血,直至血液颜色变淡,出血 2~5mL。配合针刺百会及双侧合谷、太冲、风池、太阳,行平补平泻,隔日治疗 1 次,每次留针 20~30 分钟,共 5 次。

二诊(2014 年 3 月 20 日) 经过 5 次治疗,患者自述颈部僵硬感明显减轻,头木及头晕症状亦未复发。按压颈部时,颈椎棘突压痛不明显。继续按上法治疗。

三诊(2014 年 3 月 27 日) 经过 8 次治疗,患者自述颈部不适症状消失,其余上述不适症状未出现,可停止治疗,临床治愈。嘱其平时多做颈部肌群运动训练,时常做一些颈部肌群拉伸训练,避免长时间保持同一姿势,注意保暖。

按语 该患者由于长期劳累,长时间开车,动作单一,致使患者颈部气血受阻,经脉不通,颈部经筋失养,故见局部僵硬、疼痛不适,治宜通络止痛,调和气血。久病多虚,故采用刺络放血疗法,以局部腧穴刺络放血祛瘀通络、舒筋止痛,且大椎是督脉腧穴,为手、足阳经交会之处,能够振奋一身之阳气、通经活络;叩刺及走罐于颈夹脊穴具有松解项背部肌肉筋膜黏连、疏通局部气血以达止痛、改善僵硬症状之效;天柱为足太阳经穴,且为局部取穴,有疏通太阳经之气、活络止痛之效;诸穴共用,能起到活血化瘀、舒筋活络、濡养筋骨肌肉、强壮颈部之效。患者有头晕、头木症状,故采用针刺合谷、太冲、百会、风池、太阳以疏调局部气血、濡养脑髓。该患者经 8 次治疗,症状基本消失,并嘱其平素注意纠正不良生活习惯,加强颈部肌肉功能锻炼,促进局部血液循环,以巩固疗效。

【病案 2】秦某,男,34 岁,公司职员。2014 年 10 月 12 日初诊。

患者因长期伏案工作,常觉项背部不适,活动后症状减轻。近 2 年来项背酸痛症状加重,常因姿势不良引发上肢发麻,症状加重时则于家附近按摩店行推拿、拔罐、理疗等,曾行颈椎 X 线片检查并诊断为"颈椎病"。5 天前因淋雨、饮酒后出现项背疼痛加重,颈部不能向后仰、向右侧转动,夜晚躺卧时不能随意翻身。现仍觉项背部酸痛难忍,活动受限,得热后疼痛可稍减轻,身体困重,怕冷,余无所苦。舌暗淡,苔白稍腻,脉弦紧。

中医诊断 颈项痹,证属风寒湿痹型。

西医诊断 神经根型颈椎病。

治疗 穴取大椎、风府及双侧风池、风门、后溪、颈夹脊、胸 1~7 夹脊穴。先用 TDP 灯照颈背部 20 分钟,于颈夹脊、背部夹脊穴用梅花针重叩刺,至渗血为度,然后加拔罐,留罐 10 分钟;大椎常规消毒,用三棱针点刺出血,并加拔罐,出血约 3mL,留罐 10 分钟;风府及双侧风池、后溪用毫针针刺,行泻法,留针 30 分钟。隔日治疗 1 次。

患者经 1 次治疗后,自述疼痛大减,当即可后仰、向右旋转幅度增大。经 3 次治疗后基本痊愈,颈部活动自如。嘱其工作、生活中注意颈肩部保暖,勿长时间低头工作,勿同一姿势超过半小时,坚持做颈部保健操。随访 1 个月未复发,临床治愈。

按语 该患者颈部已有宿疾 2 年,后因淋雨,感受风寒湿邪而致痹阻经络、气血不通,症状加重。治宜祛风散寒除湿、通络止痛。先采用 TDP 于局部照射,以达散寒之效,后采用刺络放血加拔罐之法以祛瘀通络、除湿。所取之大椎为督脉及手、足阳经之交会穴,能够振奋一身阳气、通经活络;颈夹脊具有松解颈背部肌肉粘连、疏通局部气血而止痛的作用;天柱为足太阳膀胱经穴,且为局部取穴,能够疏通太阳经经气、活络止痛;用泻法针刺风池、风府、后溪,以散风通络。诸法共用,能起祛风散寒、除湿通络、濡养筋骨肌肉、强壮颈部之效,故患者经 3 次治疗症状消失。

【病案 3】李某,男,54 岁,工人。2015 年 5 月 30 日初诊。

患者 10 天前因劳累后出现左侧上肢麻木无力,以第 4、5 指为重,曾在当地医院行磁共振成像(MRI),结果显示颈椎退行性改变。曾行推拿治疗,无明显效果,故来我处就诊。现患者自述左侧上肢前臂尺侧及小指部麻木无力。平素喜好抽烟、饮酒,余无异常。查体:第 5~7 颈椎左侧棘突旁有明显压痛。舌淡红,苔白略厚,脉沉弦缓。

中医诊断 颈项痹,证属气滞血瘀兼痰湿阻络型。

西医诊断 神经根型颈椎病。

治疗 穴取中脘、颈部阿是穴(压痛处),左侧尺泽、后溪、十宣(左侧第 4、5 指),

双侧足三里、丰隆。左侧尺泽采用刺络法,于左侧上肢近心端结扎橡皮筋,常规消毒后,在尺泽局部寻找浅表静脉,以三棱针点刺出血,待血自止。颈部阿是穴、后溪、十宣以三棱针点刺出血,出血量为2~3mL。用泻法针刺中脘及双侧足三里、丰隆,留针20~30分钟。隔日治疗1次。

二诊(2015年6月3日) 经过2次治疗,患者自感上肢麻木、无力明显减轻,继续按上法治疗,并配合颈肩部拔罐。

患者经3次治疗后,症状消失,告愈。嘱其注意颈部活动,清淡饮食,减少饮酒量。

按语 患者为中年男性,平素喜饮酒。酒性味甘、辛,常饮易助热碍脾,脾气受损,运化失司,水湿停聚,化痰化热,痰湿阻于络脉,气血不能布散于肢体,肢体失养,故该患者肢体麻木、无力,络脉不通,颈肩部疼痛明显。治宜祛瘀通络、化痰除湿、养血行血。故采用刺络放血以通络祛瘀,瘀祛则新血自生,经脉得养,麻木、无力感即可减轻。针刺中脘、足三里、丰隆以健脾和胃化痰。二法同用,共达祛瘀化痰通络、养血行血之效,经络通,新血生,肢体得养,症状自消。

【病案4】钱某,女,32岁,教师。2015年1月7日初诊。

患者3天前夜晚长时间伏案工作,入睡时受凉,晨起后突然感觉双侧颈部疼痛,以左侧为甚,且不能左右转动。在外院接受治疗2天,无明显改善,遂来我科诊治。查体:头偏向左侧,左侧颈项部肌肉僵硬,局部无红肿,头颈部稍有活动时疼痛加重。舌淡,苔白,脉浮紧。

中医诊断 落枕,证属风寒痹阻型。

西医诊断 颈型颈椎病。

治疗 穴取大椎、阿是穴及双侧风池、风府。阿是穴、大椎用三棱针点刺出血,加拔罐,每穴出血2~3mL,留罐10分钟。风池、风府用毫针针刺,行泻法,留针30分钟。隔日治疗1次。

患者经1次治疗后立感疼痛大减,颈部活动度明显灵活,共治疗2次痊愈。

按语 落枕又称"失枕""失颈"。《素问·骨空论》曰"失枕在肩上横骨间",指出"失枕"是项强痛,不可回顾。此病是临床常见病之一,多因夜间睡觉姿势不正确,或枕头不合适(如过高、过低、过硬)等原因,使头颈部长时间处于过伸或过屈状态,使颈部肌肉紧张,气血阻滞;或因夜间颈部受凉,而寒性收引,阻于脉络,不通则痛,致晨起时患者自感颈部疼痛,甚至痛连及肩部和头部,致使颈部活动受限。根据该患者病史,结合舌脉征象,为典型的风寒痹阻型颈部经筋、脉络瘀滞,故而以疼痛为著,影响颈部的活动。选取局部阿是穴、大椎用三棱针点刺出血,以通利局部瘀阻,另外再加拔罐,配合针刺风池、风府,以祛风散寒。上述各法同用,共达祛瘀通络、祛风散寒之效。故经过2次治疗,疾病痊愈。

【病案5】张某,女,36岁,自由职业。2015年7月9日初诊。

患者于1天前因淋雨后出现颈部疼痛不适,伴头晕、恶心、呕吐,遂于我院急诊科就诊。现症见:颈部不适伴头晕、头胀、恶心、胸闷、呼吸急促、面色晦暗、痛苦面容。舌淡,苔薄白,脉浮紧。颅脑CT示:头部未见异常。颈椎CT示第5～6颈椎椎间盘轻度突出,颈椎生理曲度变直。

中医诊断 颈项痹,证属风寒湿袭络型。

西医诊断 交感神经型颈椎病。

治疗 穴取大椎、阿是穴及双侧太阳、风池、颈部夹脊、内关、合谷。太阳、风池、阿是穴以三棱针点刺出血并加拔罐,待血自止。大椎、颈部夹脊皮肤针叩刺,以渗血为度;颈部刺血处,以艾条悬灸。用泻法针刺合谷、内关,留针20～30分钟,每日治疗1次。

该患者经1次治疗后,即感颈部疼痛不适感减轻,头晕、恶心、呕吐消失。后经过2次治疗,疾病痊愈。

按语 该患者因淋雨受凉,被寒湿之邪所侵袭,寒邪凝滞,阻滞颈部气血,气血不通,经脉不畅,不通则痛,故见颈部疼痛不适。脾喜燥恶湿,脾被湿困,脾不升清,清阳被扰,故见眩晕。脾与胃相表里,脾气不升,胃气失于和降,则见恶心、呕吐。治宜祛风散寒、除湿通络。穴取太阳、风池以疏导头部之经气,颈部夹脊、阿是穴刺络放血以通络止痛。大椎为督脉与诸阳经的交会穴,灸之可助阳散寒。针刺内关可开胸利气、和胃降逆;合谷调节阳明经之气血。

【病案6】杨某,男,39岁,工人。2015年10月6日初诊。

患者 1 天前与其子玩耍时颈部用力过猛,出现左侧颈部疼痛、僵硬,低头时疼痛加重,伴有左手麻木、伸展抬举乏力不适,无头晕。经自行热敷,疼痛无缓解,遂来我处诊治。查体:第 3、4 颈椎棘突左侧压痛明显,左侧臂丛牵拉试验(+)。左侧颈部可见迂曲络脉,触之有突出感。舌暗,苔薄白,脉弦。

中医诊断 颈项痹,证属气滞血瘀型。

西医诊断 神经根型颈椎病。

治疗 穴取颈部瘀络处。施术处常规消毒后,予三棱针点刺出血,出血量约 3mL。刺血后,患者即感颈部疼痛消失。

按语 患者因颈部受力过猛,导致气血损伤,气血瘀滞于颈部络脉,并可见颈部有明显迂曲络脉。《黄帝内经》云:"刺络者,刺小络之血脉也。"在颈项不适处寻找瘀络,刺络放血,使恶血邪气尽出,达到疏通经络、流畅气血之目的,故该患者经 1 次治疗,疼痛即消,颈部活动如常。

2. 肩痹

【病案 1】蒋某,男,47 岁,司机。2013 年 4 月 8 日初诊。

患者右肩部疼痛反复发作 3 年,疼痛常在感受风寒后明显,并引起右侧肩胛周围酸痛。夜间痛剧,影响睡眠。右手臂上举摸不到头,后旋不能脱衣,内屈达不到左肩。虽经针灸、药物治疗效果不明显,故来我科治疗。查体:右肩关节外展 0°~45°,后旋无法触及腰椎。肩胛区压痛明显,尺泽穴处血管怒张。舌暗,苔薄白,脉细涩。

中医诊断 肩痹,证属气滞血瘀型。

西医诊断 肩关节周围炎(右)。

治疗 穴取右侧肩贞、尺泽,肩前局部阿是穴。以三棱针点刺出血,隔日治疗 1 次。

二诊(2013 年 4 月 16 日) 经 2 次治疗后,患者自述右肩疼痛大减,夜间已不觉痛,手臂抬高能摸到头,酸痛感仍未完全消除。继续按上法治疗。

治疗 3 次后,患者肩部疼痛消失,肩关节活动恢复正常。

按语 "肩痹"又称肩凝症、五十肩,即西医学的肩关节周围炎,西医学认为是肩周肌肉、肌腱、滑囊和关节等软组织慢性、无菌性炎症。本病属中医学的痹病范畴，为风、寒、湿三邪乘虚侵入肩部，致使经络阻滞，气血循环受阻所致，出现肩部疼痛，夜间加重，伴功能障碍。该患者初来时，以夜间疼痛为著，结合其舌脉之象，辨证为气滞血瘀，故治宜祛瘀通络止痛。采用刺络放血疗法可以疏通经脉中凝滞的气血，改善肩部血液循环，瘀去痛止，肩部功能恢复正常。

【病案2】杨某，男，55岁，退休。2014年6月12日初诊。

患者1年余前受凉后出现右肩部疼痛，活动受限，手臂不能上抬至肩，亦不能后伸，夜间睡眠时肩胛骨周围疼痛，肩部呈针刺样疼痛，痛不能寐，局部有寒冷感，每遇寒冷天气时症状加重，影响其生活起居。曾在外院诊断为"肩周炎"，经针灸、拔罐、口服非甾体类抗炎药、肩关节局部痛点封闭、中药外敷等多种方法治疗，效果均不明显，现慕名前来我院就诊。查体：右肩局部皮肤有黑色素沉着（考虑局部长期行治疗所致），肩外侧部、肩上部压痛弱阳性，右肩前屈上举、外展上举均受限，各个方向活动时均有疼痛感。舌紫暗，苔薄白，脉沉涩。

中医诊断　肩痹，证属寒凝血瘀型。

西医诊断　肩关节周围炎（右侧）。

治疗　穴取局部阿是穴及右侧巨骨、天宗、臂臑、肩贞。以上穴位均行刮痧，先在颈项至肩部刮痧，对巨骨、肩贞、阿是穴重刮，刮痧完毕后，对以上穴位常规消毒，进行点刺放血，每穴点刺2或3针，加拔罐，留罐15～20分钟。每周治疗1次，3次为1个疗程。治疗完成后，嘱患者主动进行肩关节功能锻炼及上肢肌力训练。

患者首次治疗后当晚感觉肩部疼痛减轻。后续治疗过程中取穴随证加减，并嘱患者注意肩关节保暖，坚持功能锻炼。经6次治疗后，患者自觉肩部活动明显改善、肩痛明显缓解，病情明显好转，显效。

按语　该患者年过五旬，肝肾渐衰，正气不足，气血亏虚，筋骨肌肉失于濡养，加之劳累过度，外感风、寒、湿邪阻滞经络，进而导致本病。先通过刮痧对局部经络加以疏通，后于局部阿是穴刺络放血直接排除瘀阻，起到活血化瘀的作用；巨骨、臂臑、肩贞为肩臂部局部穴，能够舒利关节，改善肩关节活动。以上各穴共用,起到活血化瘀、通经活络的作用。另外,嘱患者平时应注意肩部功能锻炼,以改善局部气血运行,提高疗效。

【病案3】 赵某,女,43岁,公务员。2015年4月14日初诊。

患者2年余前因受凉出现右侧肩臂部发凉,遇气候变化及秋冬季症状加重,并伴有咳嗽。曾自行拔罐,虽有一定疗效,但遇冷后症状复发,伴有颈项疼痛、眩晕、恶心。食纳可,睡眠可,二便调,月经量少,经来腹痛。查体:右肩关节活动基本无受限,肩关节周围压痛阳性,颈项部右侧压痛弱阳性,颈部活动基本正常。舌淡胖,苔薄,脉弦。

中医诊断 肩痹,证属风寒湿痹型。

西医诊断 肩关节周围炎(右侧)。

治疗 穴取阿是穴、大椎及右侧风池,双侧肺俞、尺泽、肾俞。上述穴位消毒后,以三棱针点刺出血,加拔罐,留罐约5分钟,每穴出血约2mL,后在其上施以温灸,灸20分钟。隔日治疗1次。

经2次治疗后,患者即感肩臂部疼痛较前有所减轻,发凉感亦减轻,咳嗽较前减少,无明显眩晕、恶心。效不更方,继续予以治疗。患者经过10次治疗后,肩臂部疼痛明显缓解,无明显凉感,颈项疼痛消失,临床治愈。

按语 寒邪凝滞,湿邪重浊,寒湿为病,阻滞经络,或痛,或难愈。该患者由于肩臂部受风寒侵袭,寒邪为患,凝滞不通,阻滞经络,不通则痛。寒邪凝滞,卫阳被遏,不能温煦于皮肤,因此患者表现为肩臂部发凉,受寒加重,得温则减。寒邪入里,引动湿邪,寒湿上犯于头,经气不畅,故感眩晕。寒湿阻于中焦,胃气不降,上逆而呕恶。寒邪犯肺,肺气失宣,而见咳嗽。寒邪侵于胞宫,故见经来腹痛。治宜散寒通络,宣肺止痛。穴取大椎、肺俞、风池、阿是穴,以宣肺通络,疏调局部之瘀滞;肾俞具有益肾助阳之效,刺后加灸,以达温阳散寒之效;尺泽为肺经之合穴,刺之可疏导肺气、调畅气机、活血化瘀,同时尺泽为临床上治疗手臂疼痛效穴。各法同用,共达散寒除湿、化瘀通络之功。故患者经过10次治疗,病痛即消。

【病案4】 张某,男,54岁,职工。2014年6月30日初诊。

20 天前患者无明显诱因出现右肩不适,遂去当地私人诊所行局部按摩。治疗 2 次后出现右侧肩前部疼痛,右上肢外展上举时疼痛加重,行走甩臂时疼痛亦加重,但未经系统治疗。现患者自述右侧肩前部疼痛,前屈上举、外展上举受限。食凉性食物后,感腹胀、胃痛,偶有反酸、胃灼热,伴有困乏、心慌,睡眠可,大便不成形,次数多,便后不爽,常于食用刺激性食物后,引发大便异常、次数增多,每日 4 或 5 次,余无异常。查体:右侧肩部肩髃处压痛明显,触压时有明显结节,右侧肩前屈上举、外展上举受限,其余活动基本正常。舌暗,舌边、尖有齿痕,苔黄厚、少津,脉弦数。

中医诊断 肩痹,证属痰湿阻络型。

西医诊断 肩关节周围炎(右侧)。

治疗 穴取右肩局部疼痛处取阿是穴。上述部位常规消毒后,予以三棱针点刺放血,并加拔罐,每穴出血 2 ~ 3mL。隔日治疗 1 次。刺络拔罐结束后,取中脘及右侧肩髃、臂臑、曲池、外关,双侧丰隆、足三里、天枢、阴陵泉,行针刺,用平补平泻法。每日治疗 1 次。

二诊(2014 年 7 月 5 日) 患者经 5 次治疗后,右侧上肢疼痛明显减轻,上举、外展均不受限制,大便亦较前明显改善。舌淡暗,苔薄略黄,脉弦。效不更法,继按上法治疗。

经过 4 次治疗后,患者症状消失,临床治愈。

按语 本案患者年逾五十,再加上病史已久,"久病入络",应以祛瘀通络为其治疗大法,正如《灵枢·寿夭刚柔论》"久痹不去身者,视其血络,尽出其血",故采用刺络放血,一方面能明显减轻关节和软组织的肿胀,促进关节周围炎症的排泄、吸收;另一方面可以疏通经络中壅滞的气血,协调经络气血虚实,改变气滞血瘀的病理变化,促进关节局部组织血液循环,可以"通其经络,调其气血",达到止痛之目的。配合患处局部取穴针刺,以缓解肌肉紧张、滑利关节、松解粘连,促进经络畅通,以通治病,从而达到"血行风自灭""通则不痛"之效果。另患者伴有湿浊中阻之证,故取丰隆、足三里、天枢、中脘、阴陵泉针刺,以健脾化痰除湿,进而络通痛止,诸症尽消。

【病案5】 牛某,男,37岁,工人。2015年4月27日初诊。

患者3天前因骑车劳累,出现背部酸困疼痛,于晨起时背部疼痛明显,活动后有所缓解,食纳可,余无异常。既往有颈椎病病史5年。查体:第5~10胸椎椎体棘突两侧肌肉压痛明显。现颈部无疼痛不适,活动正常。舌淡,舌边有齿痕,苔黄略厚,脉弦略数。

中医诊断 痹病,证属气滞血瘀型。

西医诊断 胸背肌筋膜炎。

治疗 穴取背部阿是穴。常规消毒后,予皮肤针重叩出血,并于局部行闪罐,使出血约5mL。经1次治疗即愈。

按语 该患者由于长时间骑车劳累,损伤局部气血。气血瘀滞,不通则痛,故施以局部刺络,采用皮肤针重叩出血,再配以闪罐,使瘀滞之血尽出,瘀祛络通,故经1次治疗即愈。通过本案可见,刺络放血疗法对于新发病痛止痛效果立竿见影,正如刘少明老师常说的:"明确病机,采用恰当方法,把握时机,病痛速去。"

3. 腰腿痛

【病案1】 汪某,男,65岁,退休。2013年9月20日初诊。

患者3年前无明显诱因出现腰部疼痛,行走时左下肢有踩棉花样感,并伴有左侧膝关节外侧、小腿内侧麻木,影响走路。近1年来晨起腰痛明显,活动后稍有减轻。于当地医院行腰椎间盘MRI检查提示"腰3~4椎间盘膨出,腰4~5、腰5~骶1椎间盘突出",间断行针灸、中药热敷后,症状稍改善,为求进一步治疗,遂来我处。查体:直腿抬高试验(±),第4腰椎棘突下有压痛,并可见紫黑色瘀络。舌暗,舌边有瘀点,苔薄白,脉沉涩。

中医诊断 腰痛,证属气虚血瘀型。

西医诊断 腰椎间盘突出症。

治疗 穴取腰阳关处紫黑色瘀络,双侧腰夹脊、委中、膈俞、血海、三阴交。于双侧腰部夹脊走罐5分钟,后行皮肤针叩刺微出血;委中选取血络明显处刺络,出血量约10mL;腰阳关处紫黑色瘀络以三棱针点刺出血,并加拔罐,留罐10

分钟,出血约 6mL。膈俞、血海、三阴交以毫针针刺,用泻法,留针 30 分钟,每周治疗 1 次。

患者治疗 1 次后,于次日述腰痛及踩棉花样感已明显减轻,走路较前好转。治疗 4 次后前症消失,临床治愈,嘱其适当锻炼,卧硬板床,注意保护腰部。

按语 该患者年逾六旬,机体正气渐亏,加之既往劳逸失度,气虚无力运行血液,致血行不畅,留而为瘀,故其以经络瘀阻为主,瘀祛则血络通,通则不痛。穴取腰阳关、腰夹脊,以通调局部之瘀阻,于穴位局部寻找瘀络,瘀络所在,即是刺血部位所在。刘少明老师认为,该患者虽是气虚为本,但因发病 3 年,久病致气虚血瘀,目前治疗当以祛瘀通络为要,针刺穴位以取足太阳经穴为主,辅以局部阿是穴。他还特别指出,委中为足太阳膀胱经之下合穴,其所居之处血络丰富且走行浅表,目视可见,具疏经通络、活血祛瘀之效,故刺之以疏调腰背部经脉之气血,是治疗腰部疾病的效穴。膈俞、血海、三阴交以毫针刺之,针用泻法,以达活血化瘀止痛之效。

【病案 2】苏某,男,25 岁,学生。2014 年 4 月 23 日初诊。

患者 4 年前不慎将腰部扭伤,经休息、局部贴敷膏药后症状改善,但此后常感弯腰后腰部有酸困感。2 周前因受凉,出现腰部疼痛,特别是由坐位变为立位时,疼痛难忍,呈针刺样痛。于当地医院行腰椎间盘 MRI 检查,结果未见明显异常。食纳及二便均正常。查体:双侧大肠俞处压痛(+)。舌紫暗,苔薄白,脉涩而紧。

中医诊断 腰痛,证属寒凝血瘀型。

西医诊断 腰肌劳损。

治疗 穴取双侧大肠俞、委中、肾俞、腰眼。于大肠俞、委中用三棱针点刺出血,并在其上加拔罐,共出血 4mL 左右,隔日治疗 1 次。再以艾条悬灸肾俞、腰眼,每穴灸 20 分钟,每日 1 次。

二诊(2014 年 4 月 28 日) 经 2 次刺络,4 次艾灸治疗后,腰痛明显缓解,继续按上法治疗。

三诊(2014 年 5 月 4 日) 经 3 次刺络,7 次艾灸治疗后,患者自述腰痛消失,腰部刺痛及酸困感亦未出现,临床治愈。

按语 该患者素有腰疾,此次因复感寒邪,寒邪凝滞于腰部,气血运行受阻,不通则痛,且患者腰痛呈针刺样,舌紫暗,脉涩而紧,一派寒凝瘀血阻滞之象。患者病史4年,病程缠绵,久病入络、入血,"宛陈则除之",故采用刺络之法。取大肠俞以去局部之瘀滞、通络止痛。刺血委中能加大对腰部足太阳膀胱经瘀阻经络的通畅。刘少明老师认为,患者本次再犯腰疾,主因受凉所致,腰为肾之府,肾俞是肾气输注之所,具有温阳化气之功,遂艾灸肾俞,以温阳散寒、通络止痛。该患者经过3次刺络,7次艾灸治疗,病痛全消。

【病案3】 万某,女,61岁,无业。2014年5月8日初诊。

患者1月前因劳累后出现左侧腰部及大腿后侧疼痛,伴有灼热感。后到当地医院行腰椎CT检查,提示"腰椎间盘突出"。经行针刺、腰部推拿治疗5次后,腰部及大腿部疼痛减轻,但复出现左侧小腿及脚面灼痛,以夜间为重,其间左侧膝关节外侧及足背有红色丘疹出现,后自行消失,现仍有左侧小腿及足背部疼痛,有灼热感,并伴有左侧足背麻木不适,余无异常。既往有脂肪肝病史2年。查体:患者体型肥胖,左侧腰夹脊穴2~5有压痛。舌红,苔黄厚腻,脉弦滑数。

中医诊断 腰痛,证属痰热阻络型。

西医诊断 腰椎间盘突出症。

治疗 穴取腰阳关及双侧大肠俞、委中,左侧小腿阿是穴、足背部阿是穴。上述各穴常规消毒后,用三棱针点刺出血,加拔罐,阿是穴以皮肤针重叩出血。

刺血后,患者即感左小腿及足背部疼痛和麻木明显减轻,3天后又经1次治疗,症状消失,临床治愈。

按语 患者为老年女性,体型较胖,结合舌脉,可诊断为痰湿体质。此次因劳逸失度加之饮食不节,伤及脾胃。脾运失司,水湿停聚,聚而成痰,久而化热,痰热随经留于腰部及下肢进而阻滞络脉,邪热蕴于经络,故患者局部有灼热感。瘀血不通,新血不生,局部经筋皮部失于濡养,故可见足背麻木不适。经络不通必以通之,刘少明老师认为刺络放血疗法祛邪最捷,通过放血使瘀祛,热邪随之而泻,络通痛止。瘀血尽祛,新血得生,局部得养,麻木之感即消。

【病案4】 刘某,女,37岁,自由职业。2014年11月30日初诊。

患者 4 年前怀孕时于某次洗澡后出现腰痛,2 天后行剖宫产术,术后腰痛不能后仰,夜间疼痛较著。行腰椎间盘 MRI 检查提示"腰椎间盘突出",经治疗后效果不佳。1 个月前,出现左侧大腿疼痛,四肢发冷,纳可,睡眠不佳,二便正常。月经经期正常,量少。曾行 4 次人工流产术,余无特殊。现为求诊治,遂就诊于我科。查体:精神一般,面色稍萎黄。双侧腰夹脊穴压痛(+)。腰椎 CT 示第 3~4 腰椎间盘膨出。舌淡,苔薄白,脉细缓。

中医诊断 腰痛,证属气血两虚兼血瘀型。

西医诊断 腰椎间盘突出症。

治疗 穴取腰阳关、气海及双侧腰夹脊、肾俞、委中、腰腿部阿是穴、足三里、阴陵泉。施术部位常规消毒后,予以皮肤针叩刺以渗血,后行艾灸,每处灸 20 分钟;在委中处寻找明显血络,刺血后加拔罐;针刺双侧脾俞、胃俞,针后加灸。隔日治疗 1 次。

二诊(2014 年 12 月 3 日) 该患者经过 2 次治疗,自感腰部及大腿部疼痛较前明显减轻,手脚发凉也有所减轻。继续予以原法治疗。

患者经过 6 次治疗,腰腿部疼痛已消,手脚回温,临床告愈。

按语 该患者本有腰痛病史,在怀孕特殊时期,因洗澡动作不当伤及腰部经络,气血运行受阻,出现疼痛。后因行剖宫产且既往行 4 次人工流产手术,致气血双亏,邪气滞留不去,气虚推血无力,进一步加重经络瘀阻,故腰痛加重,并反复发作已有 4 余年。患者曾行多次人工流产,损伤胞宫,带脉空虚,寒邪乘虚侵入,气血阻于腰间不能输布下肢,而见下肢疼痛。且久病入络,经络不通,阳气被遏,不达四末,故见手脚冰凉。治宜祛瘀通络、补益气血、散寒止痛。采用刺络放血以祛瘀通络,再加艾灸以达温通之效。刘少明老师认为,该案患者瘀阻络脉之证较为显著,但终究责之于气血双亏,脾俞可健脾益气,生化营血;胃俞可扶中和胃,健运中州,予以针灸,可健运中焦、生化气血,以治其本,故效果显著。

【病案5】 涂某,女,81 岁,退休。2015 年 4 月 25 日初诊。

患者 1 年前无明显诱因出现腰部及右侧大腿外侧疼痛,因疼痛时轻时重,尚可耐受故未就诊。1个月前,腰腿部疼痛加重,呈抽痛,偶有牵扯至腹股沟部,以夜间为重,遂局部外敷膏药缓解腰腿痛,但仍影响睡眠。于当地医院行腰椎间盘CT检查,结果提示第4～5椎间盘中央稍偏右向后突出。既往有腰椎错位病史10余年。查体:右侧环跳穴处压痛明显。舌红,舌中后部苔黄腻,舌下脉络迂曲,脉细涩。

中医诊断 腰痛,证属气虚血瘀型。

西医诊断 腰椎间盘突出。

治疗 穴取腰阳关、大腿处阿是穴及双侧肾俞、居髎、环跳、委中、足三里、环跳、承山。施术部位常规消毒后,予以皮肤针叩刺,以渗血为度;大腿处阿是穴、委中用三棱针点刺出血,出血不畅者可加拔罐。用平补平泻法针刺足三里、环跳、承山。隔日治疗1次。

患者经4次治疗后,症状明显减轻,后又经过2次治疗,疼痛消失。

按语 患者年逾八旬,机体正气本已不足,加之在家喜劳作,劳则气耗,越发气虚,气虚无力运行血液,血行不畅,留而为瘀。血不行必瘀阻于络,经络不通则疼痛为患。治宜祛瘀通络、益气行血,采用刺络放血。刘少明老师认为,患者年事已高,正气亏虚,在刺络之时当采用皮肤针叩刺出血少许,既可祛除经脉之瘀滞,又可刺激腧穴、激发正气且无伤血之弊。腰部腧穴用皮肤针叩刺,以渗血为度,既可祛经络之瘀,又不伤及气血,且瘀祛、新血随生,进而气随血生。针刺足三里以求健脾和胃、益气血生化之源之效。针刺环跳、承山以疏通太阳经经气,促进气血畅行,使疼痛得止。

【病案6】魏某,女,53岁,干部。2018年6月7日初诊。

患者平素体弱,长期伏案工作,4年前因久坐出现腰部酸软、疼痛,曾在某医院行腰椎CT检查,但未见明显异常,休息后症状缓解,故未经系统治疗。症状常反复发作,局部喜温、喜按,劳累或受凉后加重,严重时站立、伏案时间稍久即感酸困、疼痛。1周前弯腰提物时出现腰痛加重,脊柱运动受限,休息后不能缓解,遂来就诊。现症见:腰部酸困疼痛,弯腰、转侧受限,腰部畏寒,神疲乏力,气短懒言,面色淡白无华,纳眠一般,二便调。查体:两侧腰肌压诊时隐隐作痛。

舌暗红,少苔,舌下脉络迂曲,脉细涩。

中医诊断 腰痛,证属气虚血瘀型。

西医诊断 腰肌劳损。

治疗 穴取肾俞、大肠俞、阿是穴、腰夹脊。先于局部行艾灸 20～30 分钟。腰夹脊给予针刺治疗,得气后留针 30 分钟,每 15 分钟行针 1 次。肾俞、大肠俞及阿是穴给予皮肤针叩刺及拔罐治疗,各处放血 5～8mL。隔日治疗 1 次,每周治疗 3 次。

二诊(2018 年 6 月 8 日) 患者自述腰部酸困疼痛症状明显减轻,按上法继续治疗。

治疗 4 周后,患者腰痛症状基本消失。嘱患者注意腰部保暖,注意工作时腰部姿态和伏案工作时间,加强全身及腰背部肌肉的锻炼,以改善局部的血液循环。3 个月后随访,未再复发,临床治愈。

按语 患者长期伏案工作,加之患者平素体弱气血不足,一旦劳累过度,易损伤正气。气为血之帅,气虚运血无力,可导致血液瘀滞难行,发为气虚血瘀之腰痛。每因感受风寒及劳倦内伤而致脉络痹阻,经筋失荣出现疼痛。该病以感受风寒之邪与气血亏虚之体互为因果,导致病情缠绵难愈。刘少明老师认为,气虚血瘀型腰痛以"虚"和"瘀"为病机核心,病位在络脉和经筋,治宜"祛邪"与"扶正"同施,标本兼治。艾灸一方面可行气活血以止痛,另一方面通过激发经络之气调理脏腑失衡、振奋阳气。刺络放血可以疏通经络中瘀滞的气血、协调虚实、调整脏腑的功能紊乱,使气滞血瘀的病理变化恢复正常,从而达到治疗作用。该病例采用针刺、艾灸及刺络放血联合治疗,收效甚好。

【病案 7】 王某,女,67 岁,退休。2014 年 11 月 15 日初诊。

患者 1 周前因夜晚睡觉时未关窗受凉,出现腰痛、左侧臀部疼痛及左侧下肢外侧放射性疼痛并伴有凉感,同时背部亦有凉感。自行局部刮痧、艾灸、拔罐治疗后,疼痛有所减轻。为求进一步治疗,就诊于我处。查体:形体肥胖,第 5 腰椎棘突压痛(+),双侧骶髂关节压痛(+),左侧臀部局部压痛(+)。腰椎 X 线检查未见明显异常。舌淡,苔薄白腻,脉浮滑而紧。

中医诊断 腰痛,证属风寒湿痹型。

西医诊断 梨状肌综合征。

治疗 穴取患侧环跳、腰骶部阿是穴及双侧腰眼、风市、阳陵泉、束骨。上述穴位常规消毒后,用三棱针点刺出血,除束骨外,余穴加拔罐。配合艾灸腰眼、肾俞,每次20分钟。隔日治疗1次。

二诊(2014年11月22日) 患者经3次治疗后,自感腰部、左侧臀部及左腿疼痛明显减轻,背部发凉感亦不明显,走路较前灵活。继续按上法治疗4次,症状消失,临床治愈。

按语 该患者体胖,结合其舌脉之象,可判断其为多痰多湿,复外感风寒之邪。寒湿阻滞肢体经络,不通则痛;寒湿阻络,阳郁于内,不能外达肌肤,故感肢体及腰背部发凉。治宜祛风散寒、温阳化湿、通络止痛。刘少明老师认为,太阳主一身之表,本病风寒外束,取穴当以膀胱经穴为主,束骨五行属木,宣通太阳经气,可以阳化阴,驱寒化湿。取腰骶部阿是穴、患侧环跳等穴刺络拔罐,以祛瘀通络,直达病所。风市、阳陵泉为足少阳经穴,刺之可疏通少阳之经气,阳陵泉又为筋会,具有舒筋活络之效。腰为肾之府,取肾俞、腰眼艾灸以温肾助阳、散寒通络。各法同用,共达温经通络止痛之功。

【病案8】张某,女,64岁,退休。2015年8月16日初诊。

患者昨日晨起因弯腰拾物时动作失稳,出现腰部疼痛,不能站立,长呼气时疼痛加重,为求诊治,故来我处。有腰痛史2年,否认腰椎间盘突出病史。查体:痛苦面容,为微弯腰体位,第4腰椎棘突下压痛(+)。

中医诊断 腰痛,证属瘀血阻络兼气滞型。

西医诊断 急性腰扭伤。

治疗 穴取双侧委中血络明显处。常规消毒后,以三棱针点刺出血,并加拔罐,出血量约8mL,配合腰部活动。经1次治疗后,疼痛消失,临床治愈。

按语 急性腰扭伤,俗称"闪腰",在临床上较为多见,尤其多见于体力劳动者、偶然参加运动或劳动且事先未做活动准备者。该患者因弯腰拾物时动作过猛,闪挫腰部,致使局部脉络损伤、血溢脉外,形成有形之邪,进而气血瘀滞,而见腰部疼痛不能转侧。刘少明老师认为,通络之法虽多,但刺络放血之法最捷,该患者当取委中可直接祛瘀通络,使腰部气血顺畅,疼痛即消。

【病案9】尚某,男,43岁,干部。2016年5月10日初诊。

患者3天前因弯腰拾物不慎扭伤腰部,当即疼痛剧烈,痛处固定,站立、弯腰、转身均受到限制,症状逐渐加重。曾行腰椎CT检查,结果显示腰椎椎体及椎间盘未见明显异常。口服止痛药及自敷跌打药膏,疼痛未见好转,且呈日轻夜重之势,痛处拒按,严重影响功能活动。为寻求针灸治疗,遂来我处诊治。查体:腰部前俯、侧弯均明显受限,起坐须双手扶物,两侧腰部肌肉紧张,以膀胱经循行区域压痛尤甚,不能做俯仰、转侧身等动作,动则痛甚。腰肌压痛(++),拾物试验(+),直腿抬高试验(-)。纳可,眠一般,二便调。舌暗红,苔薄白,脉弦细。

中医诊断　腰痛,证属气滞血瘀型。

西医诊断　急性腰扭伤。

治疗　穴取患部阿是穴及双侧委中。常规消毒后,用三棱针点刺双侧委中,待出血后加拔罐,以出血10~20mL为宜;以梅花针叩刺腰部阿是穴,然后拔罐,出血量为3~5mL。治疗后疼痛即刻减轻,站立、弯腰、转身较前自如。隔日治疗1次。治疗3次后疼痛症状消失,腰部活动正常,临床治愈。

按语　患者因弯腰拾物不慎扭伤腰部,腰部受伤瘀血,经络不通,气血痹阻,不通则痛,故坐卧、翻身都有困难,甚至不能起床、行走,给生活、工作带来极大不便。刘少明老师十分注重针灸特色辨治思路,首先强调辨病位是辨证论治的第一步,在此基础上进行辨经论治与分层论治。分层论治并非孤立于经络辨证之外的局部治疗,而是与经络辨证有机结合。急性腰扭伤虽属经筋层次病变,但与络脉密切相关,络脉气血痹阻是其核心病机,刺络放血可以通过减轻盛络对经筋的影响而达到解结的目的。足太阳膀胱经夹脊柱行于腰部至委中穴,而委中穴是足太阳经之合穴,根据"腰背委中求""经络所过,主治所及"的治疗原则,利用上痛下取的法则,在委中刺络放血可直接发挥疏通腰部经络气血的作用,再配合腰部阿是穴处刺络、拔罐,起到舒筋理气、改善腰部气血运行而止痛的作用。

【病案10】 彭某,男,34 岁,工人。2013 年 5 月 23 日初诊。

2 个月前,患者因搬东西不慎扭伤腰部导致腰部疼痛,并有右侧大腿后侧抽痛。于当地医院行针灸、腰部拔罐、蜡疗等治疗 10 余天后腰痛好转,但右侧大腿后侧过电样疼痛、麻木感较明显,并且偶有刺痛,为求进一步治疗,遂来我科。现症见:腰骶部疼痛,右侧大腿后侧呈放射性疼痛、刺痛样,夜晚疼痛加重。平素晨起痰多,痰色白、质稠。查体:腰骶部局部压痛(+)。舌暗,苔白腻,舌下脉络迂曲,脉滑而涩。

中医诊断 腰痛,证属瘀血阻络兼痰阻型。

西医诊断 坐骨神经痛(右侧)。

治疗 穴取腰阳关及双侧委中、环跳、阳陵泉、承山、膈俞、血海、丰隆。常规消毒后,在委中附近寻找血络,以三棱针点刺络脉,出血任其自止,出血量控制在 5mL 左右。腰阳关、血海、膈俞用三棱针点刺后加拔罐,留罐 10 分钟。环跳、阳陵泉、丰隆、承山用毫针直刺,行提插手法使过电样感传导到足部。每周治疗 2 次。

患者经 1 次治疗后感觉腰部轻松,右大腿后侧放射性疼痛减轻。其间嘱患者休息,卧硬板床,勿做体力劳动。共治疗 4 次,患者疼痛完全消失,临床治愈。

按语 该患者因搬运重物致扭挫伤,导致腰腿部瘀血阻滞。患者平素晨起时痰多,色白、质稠,查其舌脉,其证为瘀血阻络兼痰瘀阻络,故出现疼痛,治宜采用刺络拔罐法祛瘀通络。委中为腰背痛常用效穴,其下布有股后皮神经,为治疗腰脊强痛、腘筋挛急、下肢痿痹的有效穴位;取膈俞、血海以加强祛瘀通络之效。环跳为足少阳胆经、足太阳膀胱二脉之交会穴,阳陵泉为足少阳经合穴,筋之会穴,对治疗下肢麻木坐骨神经痛有显著效果;承山为足太阳膀胱经腧穴,与委中合用,是治疗坐骨神经痛有效穴位。观此病例,祛瘀是关键,且刺络放血的血量亦足,故能达到很好的祛瘀之效。

【病案11】 张某,女,55 岁,教师。2015 年 3 月 23 日初诊。

患者 2 周前无明显诱因出现左侧大腿前侧皮肤刺痛,伴有麻木、困重感,疼痛常于行走过久后出现,当地医院诊断为"股外侧皮神经炎"。行针刺治疗

1次,效果不明显,为求进一步治疗,遂来我处。现症见:左侧大腿前侧皮肤刺痛,伴有麻木、困重感,睡眠不佳。查体:形体肥胖。舌暗,舌体略胖,舌边、尖有齿痕,苔白,脉弦缓。

中医诊断 痹病,属痰瘀阻络型。

西医诊断 股外侧皮神经炎。

治疗 穴取患侧阿是穴及双侧血海。上述施术部位常规消毒后,双侧血海予以点刺放血,并加拔罐,待出血自止即可,患侧阿是穴叩刺,以微出血为度。

二诊(2015年3月26日) 患者自述经1次治疗后,大腿部疼痛及麻木感明显减轻,但困重感仍在。继续按原法治疗,并加刺血厉兑,以平补平泻法针刺双侧足三里、阴陵泉。每3日1次。

该患者经3次治疗后,腿部症状消失,临床治愈。

按语 该患者体型偏胖,"肥人多痰、多湿",痰湿阻滞络脉,血滞于内,不通则痛,瘀血不去,新血不生,局部失于濡养,故见麻木。且患者已年近六旬,脾气亏虚,故劳累后伤于脾,脾不运化,可加重痰湿阻滞,故常于久行劳累后疼痛加重。刘少明老师认为,患者发病2周,当属新病伤络,病邪尚浅,阿是穴处可予以叩刺,少量出血即可。二诊时,患者困重感仍在,据此为湿邪过盛,治宜健脾除湿,故在原有治疗基础上针刺足三里、阴陵泉以健脾和胃、除湿。同时对厉兑刺血,厉兑为足阳明胃经井穴,旨在通调胃经经气,加强通络止痛之效。

【病案12】冯某,女,52岁,干部。2015年9月15日初诊。

患者平素体虚畏寒,1年前受凉后出现左侧大腿前外侧皮肤呈针刺样疼痛,伴有麻木感,持续2天后症状减轻,故未予重视。此后站立或行走时间较长时,麻木感加重,逐渐成为持续性症状,经药物治疗后未见好转。1个月前因行走山路时间较长,导致症状加重,遂寻求针灸治疗。查体:左侧大腿前外侧约20cm×8cm的区域内皮肤感觉、痛觉、温度觉减退,得温痛减,劳累或遇寒加重,入夜尤甚;局部皮肤未见红、肿、热,抚之皮温正常,运动功能正常,舌暗红,少苔,有瘀斑,脉弦涩。

中医诊断 皮痹,证属阳虚寒凝型。

西医诊断 股外侧皮神经炎。

治疗 穴取局部阿是穴。常规消毒后,在股外侧皮肤感觉减退的中点垂直进针,然后在距此针2~3cm处上下、左右各平刺1针,针尖朝向中心透刺,针身与皮肤成15°,10分钟行针1次,针30分钟。拔针后采用皮肤针由外向内、由轻到重叩刺,以局部渗出鲜红色血液为度,叩刺部位拔罐10~12分钟。治疗结束后,患者自述症状明显减轻。隔日治疗1次。

经5次治疗后,麻木症状完全消失。嘱患者注意局部保暖,避免受凉,适度运动,以促进血液循环。3个月后随访,未再复发,临床治愈。

按语 股外侧皮神经炎属中医学"皮痹"范畴,临床主要表现为大腿前外侧皮肤麻木、刺痛、板滞、蚁行感、发凉等感觉异常。《类证治裁·痹症》:"诸痹……良由营卫先虚,腠理不密,风寒乘虚内袭。正气为邪所阻,不能宣行,因而留滞,气血凝涩,久而成痹。"患者素体虚弱,加之年老体弱、中阳不足、气血亏虚、脉道不充,阻滞于阳明、少阳,致两经筋脉阻遏不通,不通则痛,久则瘀血痹阻、肌肤失养而麻木不仁。其治疗原则应以祛瘀生新、通经活络为主。刘少明老师指出,此类病症病位表浅,位于皮部,梅花针叩刺可祛风散寒止痛、疏通经络。使用刺络拔罐法可直接疏通病变部位的经络气血,直达病所。加之火罐温热,乃是良性刺激,既有利于体内瘀血的排除,又可激发人体阳气,达到通经活络、祛邪外达的目的。大腿外侧为足阳明经和足少阳经的循行部位,阳明经为多气多血之经,少阳经为多气少血之经。外邪入侵易致瘀血痹阻,行气活血则能恢复经络输布经气的功能,经筋皮部得以滋养濡润,皮肤针刺络拔罐与扬刺法实现了这一作用,临床治疗效果显著。

4. 膝痹

【病案1】贾某,女,33岁,职工。2014年4月13日初诊。

患者2年前无明显诱因出现左膝关节肿胀、疼痛,伴关节局部发热、僵硬不适,疼痛常于月经前加重。曾在当地医院治疗,诊断为"骨性关节炎"。行左膝关节腔内注射玻璃酸钠,口服消炎药后,症状改善,但时有反复,现来我院门诊治疗。现症见:左膝关节肿胀、疼痛、灼热,行走时疼痛加重,伴食纳差。查体:

左侧关节肿胀,皮色略红,皮温增高。舌红,苔薄黄腻,脉滑数。

中医诊断 膝痹,证属湿热闭阻型。

西医诊断 骨性关节炎。

治疗 穴取患侧内、外膝眼,阿是穴及双侧阳陵泉、足三里、血海。上述施术部位常规消毒后,予以针刺、电针治疗,电针用连续波,频率2Hz。针刺后阳陵泉、足三里、血海行刺络拔罐,出血量约5mL。每日治疗1次。

二诊(2014年4月15日) 经过2次治疗,患者自述疼痛减轻,但皮温仍高于正常。除按上法治疗外,再于患侧内、外膝眼及阿是穴处行刺络拔罐,出血量约3mL。每日治疗1次。

三诊(2014年4月22日) 经过8次治疗,患者自述左膝关节疼痛明显减轻,肿胀亦较前缩小,皮温降低。继续按原法治疗,隔日治疗1次。

四诊(2014年5月1日) 经过12次治疗,患者自述左膝关节处疼痛消失,无肿胀,皮温复常。遂停止治疗,嘱其减少膝关节负重运动,并做好防护工作,临床治愈。

按语 膝骨关节炎病因复杂,外在因素与损伤、感染、过度活动等有关;内在因素与年龄、肥胖、遗传等有关。该患者关节疼痛的同时,伴有局部发热之症,为感受风、寒、湿三邪,聚而化热,湿热阻于络脉,表现为局部红、肿、热、痛。刘少明老师认为,本病当主取胆经之穴,阳陵泉为筋会,善治经筋骨病,具清热除湿、舒利经筋之功,且《灵枢·官针》有言"病在经络痛痹者,取以锋针",《灵枢·寿夭刚柔》曰:"久痹不去身者,视其血络,尽出其血。"故取刺络放血之法,使瘀祛,湿随血泻,热无以附,正如张从正所言"出血即泄邪"。

【病案2】 汪某,女,43岁,工人。2014年7月6日初诊。

患者1年余前无明显诱因出现左膝关节后腘窝处疼痛,未经系统治疗,4天前疼痛加重,屈膝时疼痛更为明显,上、下楼受限,伴口苦、失眠,余无不适。查体:左膝腘窝压痛(＋)。舌淡暗,苔白,有剥苔,脉细弦。

中医诊断 膝痹,证属气滞血瘀型。

西医诊断 膝关节病。

治疗 穴取右侧曲池。上述施术部位常规消毒后,予以缪刺法。寻找右侧上肢外侧阳性反应点,触之为结节,且此结节位于手阳明经上,根据位置取曲池穴处刺络,针用泻法,得气不留针,摇大针孔出针,后立刻拔罐放出少量血液。

经过1次治疗,患者即感左膝关节疼痛明显减轻。连续治疗4次后,以疼痛消失,临床治愈。

按语 《素问·缪刺论》中记载:"夫邪之客于形也,必先舍于皮毛,留而不去……今邪客于皮毛,入舍于孙络……而生奇病也。夫邪客大络者,左注右,右注左,上下左右,与经相干,而布于四末,其气无常处,不入于经俞,命曰缪刺。"明确阐述了适用于缪刺的疾病病因乃是邪气侵入络脉而未深入经脉的轻浅病症,此时采用刺络之法泻络脉之邪,病痛则止。根据络脉的分部特点,其上下、左右交互网络,布于四肢,故而采取左右互刺的缪刺法为宜。适应的病症则是以痛处为病。该案患者虽有1年多的膝关节疼痛病史,但就诊时加重4天,邪在络脉,气滞血瘀。刘少明老师认为,该患者采用缪刺为好,缪刺之部位不拘于穴位,而是依络脉的变动,洞察经络之异常,如结节、条索状物、表浅血络等的改变,并以此作为刺络部位,或浅刺,或刺血,治疗效佳。据察,该患者于右侧手阳明经曲池穴处可及条索状结节,故针刺并拔罐放出少量血液,经4次治疗即愈。

【病案3】辛某,女,57岁,退休。2014年7月30日初诊。

2年前患者因受凉出现双下肢小腿及外踝部发凉、怕冷,遇热得温后症状减轻,未经系统治疗。近2周来,患者双侧内、外踝关节行走时疼痛,遂来就诊。既往有糖尿病病史7年,平素控制欠佳。查体:精神欠佳,面色萎黄。双侧小腿外侧及外踝附近可见多个迂曲浅表静脉。大便溏,有便不尽感。舌淡暗,舌边、尖有齿痕,苔薄黄少津,中有裂纹,脉弦缓。

中医诊断 痹病,证属气虚寒凝兼瘀阻型。

西医诊断 糖尿病周围神经病变。

治疗 穴取阿是穴、关元、气海、天枢。于双侧小腿外侧各选一处迂曲浅表静脉,常规消毒后,予以三棱针点刺放血并拔罐,出血量为2~3mL,隔日治疗1次。取关元、气海、天枢以艾条悬灸,每次每穴灸20分钟,每日治疗1次。

二诊(2014 年 8 月 7 日)　经刺血治疗 4 次、艾灸 8 次后,患者自感小腿外侧发凉、怕冷症状明显减轻,行走时外踝疼痛亦消失。现舌淡,苔薄,脉弦。继续按上法治疗。

又经 8 次治疗后,患者自述凉感全消,疼痛亦止,临床治愈。

按语　根据该患者舌脉症状,辨证为脾气亏虚,气虚无以推动血行,血行瘀滞,阳气不达四末,故出现以下肢部发凉、怕冷。气为血之帅,气虚而致血行不畅,所谓不通则痛,故患者在发凉、怕冷的同时,又伴有下肢疼痛及下肢血络瘀阻之象。因气虚为本,血瘀为标,故治疗时应标本兼顾。该患者患糖尿病 7 年,且血糖控制欠佳,刘少明老师强调久病入络且久病耗气,"耗气"当取气海、关元等穴益气,"入络"当予刺络放血以祛瘀通络。故取足踝部迂曲血络处,即阿是穴刺络放血以祛瘀而治标,同时施以艾灸气海、关元、天枢以固本。如此瘀祛,正气得复,寒邪散尽,血络畅通,症状自消。

【病案 4】余某,男,43 岁,医院护工。2014 年 8 月 13 日初诊。

患者 4 个月前因长期照顾医院病人,逐渐出现双膝部发凉、酸楚不适,上、下楼梯时疼痛加重,夏日每晚睡时,膝部需加盖厚被方可缓解发凉、酸楚感。经服用盐酸氨基葡萄糖片,行针灸、蜡疗、艾灸后疼痛有所好转,但仍觉发凉不适。适逢打听刺络放血疗法疗效很好,故来我处寻求治疗。查体:双侧委中穴处有明显紫黑丝细小血络,髌骨周围处皮肤有散在青紫色静脉怒张。舌暗红,边有齿痕,苔薄白,脉沉涩。

中医诊断　膝痹,证属气虚血瘀型。

西医诊断　膝关节病。

治疗　穴取双侧绕髌骨一周及犊鼻、委中附近血络怒张处。上述施术部位常规消毒后,先用皮肤针沿双侧髌骨周围皮肤重度叩刺,以渗血为度;然后用三棱针在双侧犊鼻处点刺并拔罐,出血量约 3mL。再嘱患者取站立位,对委中刺血拔罐,出血量约 6mL。每周治疗 1 次。刺血后沿髌骨周围给予艾灸,时间20 分钟,并口服盐酸氨基葡萄糖片、金匮肾气丸。

二诊(2014 年 8 月 16 日)　患者自述治疗 1 次后,当晚双膝部发凉及活动时疼痛较前减轻。查体可见舌、脉同前。穴取命门及双侧肾俞、犊鼻,绕髌骨一周处。操作同上,留罐10分钟。每周治疗1次。刺络后用艾柱温和灸命门、肾俞及犊鼻20分钟,仍继续服用盐酸氨基葡萄糖片、金匮肾气丸。

经6次治疗后,患者自述膝部发凉、酸楚、疼痛明显减轻,夜间已不需要盖厚被。随访3个月,病情基本痊愈。

按语 该患者因劳累后出现膝痛,时值仲夏,却以局部发凉、酸楚疼痛为著。舌暗红,边有齿痕,苔薄白,脉沉涩。辨证为气虚血瘀,阳气郁于内,而不能布于肢体,故患者以发凉、酸楚、疼痛为著。刘少明老师认为,此患者应以祛瘀为先导,故先以刺络拔罐之法祛除局部之瘀血,后予以艾灸局部及肾俞、命门以温通阳气。瘀祛阳复,因此该患者经6次治疗,膝关节疼痛症状全部消失,以痊愈而告终。

【病案5】 沈某,女,22岁,学生。2014年9月24日初诊。

患者2年余前出现双膝疼痛、怕冷,曾于外院行甲状腺功能系列检查,提示甲状腺功能减退(甲减)。近期因学习熬夜、入睡晚、睡眠时短而致症状加重,遂来就诊。现症见:双膝疼痛,局部肤温低,纳差,大便稀。患者平素易感冒、畏寒,即便正值夏季亦怕风,稍见凉即感冒。平素月经量少、色淡。查体:形体偏瘦长,面色晦暗,略润。舌紫暗,有瘀斑,边齿痕,苔薄白,脉沉细。

中医诊断 膝痹,证属脾阳虚弱型。

西医诊断 膝关节病;甲状腺功能减退。

治疗 穴取大椎及双侧脾俞、肾俞、膈俞、十二井穴。上述施术部位常规消毒后,十二井穴以三棱针点刺出血;大椎、脾俞、肾俞、膈俞用皮肤针叩刺,以渗血为度,后加艾条悬灸,每穴灸30分钟。隔日治疗1次。

经治疗后,患者自感四肢较前有所回温,但仍感乏力。故在上法的基础上,对气海、关元、足三里点刺后施以灸法。患者共经5次治疗,症状明显减轻,因正值学校考试,故未坚持治疗,显效。

按语 患者因素来体虚,加之劳逸失度,损伤脾阳,阳气不足,不能达于四末,故见肢寒畏冷、阳气不足、血行无力。血瘀络脉,故见面色晦暗、舌紫暗、有瘀斑等血瘀之象。治宜温阳益气、活血祛瘀,采用刺络放血疗法。刘少明老师认为,十二井穴可通行十二经脉,膈俞为血会,可祛瘀通络,遂主取十二井穴、膈俞,配以大椎、脾俞、肾俞,灸之可温阳散寒。后患者自感乏力,故取气海、足三里、关元刺后灸之以健脾益气,加强温阳通络之效。患者经 5 次治疗,症状明显好转。通过刺络可激发经气,通过艾灸可温里助阳,二者有机结合,其效甚佳,且证明刺络放血亦可治疗虚寒之证。

【病案6】高某,女,46 岁,农民。2015 年 6 月 18 日初诊。

患者 10 余年前,因长期膝关节下蹲负重,致右膝关节疼痛,下蹲时受限,当地医院以消炎镇痛对症治疗,效果不佳,其间膝部症状反复发作并加重。近日为求进一步治疗,故来我科就诊。现症见:右膝关节僵硬、疼痛不适,下蹲动作困难,症状以夏月为重,伴腰膝酸软。查体:患者形体羸瘦,右膝周围局部压痛(+)。舌红,苔白略厚,中有裂纹,脉沉细。

中医诊断　膝痹,证属肝肾亏虚兼湿阻型。

西医诊断　膝骨关节炎。

治疗　穴取患侧阳陵泉、足三里、犊鼻、委中及双侧阴陵泉、丰隆。上述施术部位常规消毒后,除阴陵泉、丰隆外,余穴以三棱针点刺出血,出血不畅者可加拔罐;针刺双侧阴陵泉、丰隆,用补法。隔日治疗 1 次。

患者共经 5 次治疗,膝部疼痛消失,其僵硬不适感亦明显减轻。患者因家中有事,故未继续治疗。

按语　患者为中年女性,天癸渐衰,已发病 10 余载,其形体羸瘦、腰膝酸软,结合舌脉当是肝肾亏虚为要,加之长期膝部负重,导致膝部局部气血受阻,阻滞经络,发生疼痛。刘少明老师认为,该患者病程久延,已久病入络,久痛入络,又患者膝痛常在夏月为重。夏季雨水较多,湿邪为重,受病最易被湿邪所袭,湿性重着,故而膝部僵硬。肝肾亏虚,兼夹湿邪阻络为其主要病机。故采用刺络放血之法,穴取阳陵泉、足三里、犊鼻、委中,以祛有形实邪;针刺阴陵泉、丰隆,以健脾化湿。诸法同用,共达补虚泻实之效。

5. 其他肢体关节病

【病案 1】 张某,男,43 岁,工人。2014 年 6 月 23 日初诊。

患者于半年前出现双足后跟发冷、疼痛的症状,表现为足后跟发冷难忍,夏季亦需棉袜保护,稍有不慎致使足后跟外漏见风受凉,便觉无法忍受。曾经针灸、药物外敷、内服中药等治疗,但效果不佳,故来我科就诊。查体:足后跟可见多条红紫色细小脉络,双下肢静脉较扩张。舌偏紫暗,舌边有齿痕,苔少,脉细涩。

中医诊断 痹病,证属寒凝阻络型。

西医诊断 足跟痛。

治疗 穴取双侧足跟阿是穴、委中。操作时令患者取俯卧位,常规消毒后用一次性 5 号注射针头在双侧足跟细络处轻浅点刺,各刺 30 针,针时患者细络即出紫黑色血液约 10mL;委中点刺 5 针,针后血尽加拔罐,出血量约 5mL。刺血后,局部艾灸 20 分钟。

患者于当日早 10 时许刺血,下午 2 时于双足后跟感到有针扎样刺痛感,随即双足跟后冷痛顿减大半,第 2 天即换成薄袜。10 日后患者再次刺血,查体时,双足后跟细络已几乎消除,仍按原方治疗,未加灸法。其诉前日感冒后觉下肢活动不灵,双足跟觉僵硬,遂对足跟至承山处推拿 30 次后,以毫针针刺承山,用平补平泻法。针后患者感活动自如,无僵硬感。随访半月,冷痛感较前大有好转。已无须再用刺血,外敷药物保持,临床痊愈。

按语 该患者足跟发冷,遇寒更甚,查舌偏紫暗,脉细涩,并见足后跟有多条红紫色细小脉络,可知为寒凝阻络,阳郁于内,卫阳不能达于四末所致。《灵枢·小针解》中有"虚则实之,实则虚之,宛陈则除之""宛陈则除之者,去血脉也"。故采取刺络放血并加拔罐之法,祛除局部脉络之瘀血。瘀祛则气滞得散,从而达到活血祛瘀、疏通经络、调整阴阳、调和气血的作用。同时局部施以艾灸,以助阳气通达,足跟得以温养。现代医学研究发现,刺络放血疗法对血液指标有良性调整作用,包括血细胞变化、凝血系统、血流动力学改变等,尤其对血管壁及血管供血功能有明显改善作用,同时可加速血液循环、改善局部供血,因此经治疗后双足跟细络几乎消除。后患者感双足跟僵硬不适,足跟乃足太阳经所布,故针刺足太阳膀胱经之承山穴,以疏通太阳经之气血,最终瘀祛阳布病安。

【病案2】任某,女,50岁,职工。2014年7月23日初诊。

患者近1年来左侧大腿前外侧发凉,有进风感,持续加重,得温则减。曾采用推拿治疗,效果不佳,故来我科就诊。现感左腿沉重无力,饮食、睡眠、二便均可。已绝经3年。3年前患者有摔伤史,致大腿淤青,后因长时间直吹空调,左侧大腿时有发凉不适感。查体:精神可,左侧大腿未见异常。舌淡,苔薄白,脉缓。

中医诊断 痹病,证属寒凝气滞型。

西医诊断 股外侧皮神经炎。

治疗 穴取足窍阴、厉兑及左侧至阴。上述各穴经常规消毒后,以三棱针点刺放血,每穴出血3~5滴,腘窝血络明显处以三棱针点刺放血,出血2~3mL。每日治疗1次。配合针刺左侧环跳、承扶、殷门、风市、承山、悬钟,用平补平泻法,并于患处局部行TDP照射。

二诊(2014年7月26日) 经上法治疗3次后,患者自感左侧大腿后外侧凉感明显减轻。继续刺血治疗同时,针刺髀关、伏兔、梁丘、血海、足三里、上巨虚、悬钟,以平补平泻法,并行局部TDP照射。

三诊(2014年8月1日) 经9次治疗后,患者自述左侧大腿症状消失,无发凉及不适感,临床治愈。

按语 该患者因腿部摔伤致瘀,复感风寒侵袭,出现肢体发凉,且病程较长,久病入络,脉络不通,阳气不能达于肌表,故肢体局部发凉感久而不除,诊断为寒凝气滞之痹病,治宜祛瘀通络、温经散寒。《灵枢·经脉》曰:"刺诸络脉者,必刺其结上甚血者。虽无结,急取之,以泻其邪而出血,留之发为痹也。"阳明经多血多气,故先取足部之井穴点刺放血,以宣通络脉;再取委中刺络放血,以除下肢瘀阻。因患者为寒凝气滞,故使用TDP局部照射以温通经脉,配合针刺下肢腧穴,共达通经散寒、止痛之效。

【病案3】王某,男,35岁,工人。2014年7月12日初诊。

患者患痛风3年,此次因饮用啤酒后痛风发作,左侧第一跖趾关节红肿热痛2天,口服秋水仙碱后症状减轻,欲求中医针灸治疗,遂至我科。现症见:左侧第一跖趾关节发热、疼痛,活动时加重,触痛明显,影响睡眠。纳呆,小便黄,大便可。血尿酸 600μmol/L,肝、肾功能正常。舌红,苔黄腻,舌下脉络迂曲,脉滑数。

中医诊断 痹病,证属湿热夹瘀型。

西医诊断 痛风性关节炎。

治疗 穴取患侧内庭、太冲、三阴交、委中及双侧阴陵泉、行间。委中附近寻找怒张明显的血络,然后用止血带将近心端结扎,常规消毒局部,用三棱针点刺,使出血量在 3~5mL;余穴逐个揉按后常规消毒,用三棱针快速点刺出血,出血不畅时,可配合手指挤捏出血,直至血色变淡。隔日治疗 1 次,治疗 3 次后改为每周 1 次。

患者第 1 次治疗结束后,立感红、肿、热、痛减轻。治疗 5 次后,患者自述疼痛消失,嘱其注意控制起居饮食。随访半年,无复发,临床治愈。

按语 痛风是由嘌呤代谢紊乱引起的血尿酸盐浓度过高或肾脏对尿酸排泄减少,导致体内尿酸盐沉积所致的一种全身代谢性疾病。临床上多以单个趾(指)关节突然红肿、疼痛,昼轻夜重,反复发作,伴发热及第一跖趾关节为多见。中医学认为,本病多因风、寒、湿、热之邪杂至,阻滞经络,加之肝脾不足,痰湿凝聚,气滞血瘀发而为病。该患者痛风已 3 年,久病伤及脾气,脾失健运,湿阻痰聚,阻滞脉络,至经脉不通而痛。内庭为足阳明胃经荥穴,太冲为足厥阴肝经原穴,两者均属局部取穴,共用可达泻热止痛、活血消肿之功;局部选取阿是穴,可直接排除富含致痛物质的血液,以达到疏通经络气血,"通而不痛"的目的;三阴交为足三阴经之交会穴,是治疗下肢痹痛的有效穴位;委中为足太阳膀胱经合穴,放血治疗可起到通经活络、凉血活血解毒之功,亦为治疗下肢痹痛的效穴;阴陵泉可健脾化湿,行间可清热。故该患者经 5 次治疗,症状消失。

【病案 4】王某,男,35 岁,职工。2014 年 7 月 21 日初诊。

患者 3 余年前无明显诱因出现左足后跟痛,每当走路时左足后跟受压则疼痛,且逐渐加重,后经针灸、拔罐、服中药治疗,疗效均不明显,时有反复,遂来我科寻求治疗。左足 X 线片示足后跟未见异常。现症见:左足后跟压痛明显。查体:左侧三阴交穴至足跟处有散在细小血络,左侧绝骨穴外侧有明显紫黑色怒张血络。舌红,苔白腻,脉沉细。

中医诊断 足跟痛,证属气虚血瘀兼痰阻型。

西医诊断 足底筋膜炎。

治疗 取三阴交附近血络、绝骨附近血络、委中及阴陵泉。以上部位常规消毒后,用一次性5号针头刺血后,任血自流,待血自止,再予刺血处拔罐,并留罐10分钟。每周治疗1次。患者经1次治疗后,当即走路,自述左足后跟疼痛明显减轻。

二诊(2014年8月3日) 经2次治疗后,患者自述疼痛较前明显改善,并伴有发胀不适感。查舌、脉同前,故按上法继续治疗。经4次治疗后,患者已无明显足后跟疼痛不适感。

随访2个月,患者于劳累后偶有不适感,但休息后症状消失,临床治愈。

按语 该患者足跟疼痛已3余年,久病则虚,且查体时可见患侧足部及小腿处有细小血络及紫黑色怒张血络的阳性反应点,结合舌、脉,诊断该患者为气虚血瘀兼痰阻。《素问·三部九候论》有"必先度其形之肥瘦,以调其气之虚实,实则泻之,虚则补之。必先去其血脉而后调之,无问其病,以平为期"的论述,可见,调气的前提是调理血脉,"气为血之帅,血为气之母",以刺络放血来调理气机,达到祛瘀通络的效果。针对病因,刘少明老师认为,应在阳性反应点处采取刺血以祛瘀,瘀祛新血自生,脉络疏通,通则不痛,故各穴采用刺络之法,共达祛瘀通络之效,因而患者3年之沉疴很快消失,病痛痊愈。

【病案5】 王某,女,44岁,工人。2015年3月18日初诊。

患者1周前无明显诱因出现右侧足背部疼痛不适,伴浮肿,按压时疼痛明显,呈针刺样痛,自行擦"红花油",效不佳,为求进一步诊治,遂来我处。查体:精神可,右足背皮肤无异常,可见静脉血管曲张,按压时疼痛明显,呈针刺样疼痛。舌暗,舌下瘀络明显,苔薄黄,脉弦细。

中医诊断 痹病,证属瘀血阻络型。

西医诊断 特发性水肿。

治疗 穴取足背部络脉明显处。在上述络脉明显处寻找2或3处,用一次性

7号注射针头斜刺出血,待血自止即可。经刺血后,患者即感疼痛减轻,嘱其3天后复诊。

二诊(2015年3月21日) 患者自述疼痛较前明显减轻,肿胀较前略消,故再行刺络治疗1次。嘱其若仍有不适,再来复诊。

后未见患者前来复诊,遂电话随访,自述经2次治疗后疼痛大减,肿胀亦消,因家中有事未来复诊,临床治愈。

按语 该患者足部疼痛明显,性质为刺痛,查其舌下络脉瘀滞,并见右足背部络脉显露迂曲,即所谓"结络",以此可辨证为瘀血阻络。水液的正常布散亦靠气的推动作用,血瘀则气不行,亦致水液停滞于局部,故见肿胀。《灵枢·本脏》载:"经脉者,所以行血气而营阴阳,濡筋骨,利关节者也。"经脉内的卫、气、营、血通过络脉布散到达全身,濡养、温润全身各个器官和组织,使机体各个系统正常运转,保持机体的正常生理功能。因此,以祛瘀通络为法则,在其"结络"之处刺血以祛瘀,瘀祛血行,通则不痛。经络畅通,气血运行正常,则水液布散如常,肿胀自消。通过本案可知,诊察络脉是判断经络瘀滞的最佳方法,在所见瘀络、结络上刺血可针对病性,直达病所。运用适当的针具,可使瘀血迅速得泄,而不伤及络脉,效果显著。

【病案6】 南某,男,43岁,农民。2015年9月14日初诊。

患者于2015年5月在当地行第一跖骨内固定术,术后出现右足大趾跖背区疼痛,以跳痛为主,下午进行性加重,影响睡眠。休息晨起后,服用"芬必得"等镇痛药后,疼痛有所缓解。在当地医院行针灸治疗6次,效果不明显,今日为进一步治疗,遂来我科就诊。查体:患者神志清,精神可,面色晦暗,跛行步态,右侧足大趾处无红肿,皮色略暗。舌不红活,苔薄白,脉弦数。

中医诊断 痹病,证属瘀血阻络型。

西医诊断 第一跖骨内固定术后。

治疗 穴取患侧局部明显血络,采用一次性7号注射针头快速刺之,使之出血,待血自止为度,约出血2mL。隔日治疗1次。

二诊(2015年9月16日) 患者自述经1次治疗后,足部疼痛明显缓解,继续按原法治疗。

三诊(2015 年 9 月 20 日) 经 3 次治疗,患者自述疼痛消失,局部皮肤颜色如常,走路跛行消失,停止治疗。半个月后电话随访,患者自述疼痛未再发生。

按语 手术必伤气血,该患者于足部手术后致局部气血阻滞,脉络瘀阻,出现疼痛,且疼痛固定不移,夜间加重。根据舌、脉,辨证为瘀血阻络,《黄帝内经》中提及刺络疗法的基本作用机制是调理气血、疏通经络。现代医学也证明刺络疗法能够改善凝血、微循环和血液流变学。根据"宛陈则除之"的原则,在局部瘀络之处点刺出血,待血自止为度。该法可直达病所,使瘀祛络通,疼痛自然消失,故该患者仅经 3 次治疗,就解除了长达 4 个月之病痛,正如刘少明老师所言:"治病要严把病机,方达针到病除之功。"

【病案7】 仝某,男,23 岁,公务员。2015 年 9 月 12 日初诊。

患者 2 天前因下楼梯时不慎扭伤右侧踝关节,当即剧烈疼痛,强行继续运动后导致症状逐渐加重,右脚不能着地,到当地医院行影像检查排除骨折,予以冰袋加压包扎处理,嘱夜间抬高患肢,贴敷膏药治疗,症状未见缓解,遂来我院就诊。现症见:右侧踝关节肿胀、疼痛,不能着地行走,不能背屈及跖屈,足背呈广泛青紫色,伤处有明显肿胀、压痛,足内翻时疼痛尤甚,纳眠一般。舌红,少苔,脉细涩。

中医诊断 踝缝伤筋,证属气滞血瘀型。

西医诊断 踝关节扭伤。

治疗 穴取患侧申脉、照海及阿是穴。常规消毒后,以三棱针针刺出血加拔罐治疗,每次出血量为 2~5mL;以局部显张之静脉作为阿是穴,出血量为 5~10mL。治疗结束后,患者自觉疼痛减轻,观之跖屈、背伸幅度略有增加。

二诊(2015 年 9 月 14 日) 肿胀已明显减轻,疼痛感缓解,踝关节活动度好转,继续行刺络治疗。经 3 次治疗后,局部尚有少量淤青,踝关节肿胀、疼痛基本消除,跖屈背伸活动基本正常,行走自如,临床治愈。

按语 扭伤使踝部筋络受损,气血壅滞,经气运行受阻,患者于急性期勉强活动,使疼痛、肿胀等症状加重,活动受限。治疗上以舒筋活络、行气活血、消肿止痛为法,采用三棱针针刺出血加拔罐治疗。申脉与照海为八脉交会穴,通阴跷、阳跷脉,《难经》杨玄操注:"跷,捷疾也。此脉是人行走之机要,动足之所由。"阴跷、阳跷脉起于跟中,从下肢的内侧与外侧上行头面,与下肢运动密切相关。取申脉、照海穴刺络放血,可调节阴跷、阳跷脉,交通一身之气,调节肢体运动,促进踝关节功能恢复。刘少明老师在临床上善用阿是穴,以痛为输,血络所在作为阳性反应点,施以刺络放血疗法。本病以局部显张之静脉作为刺络放血施术部位之一,能祛瘀生新、消肿止痛,加速受伤经脉的修复。刺络拔罐对于踝关节扭伤恢复期疗效显著,临床遇之,可选择使用。

【病案8】李某,女,45岁,农民。2013年10月15日初诊。

患者半年前工作时自感右侧手拇指掌指关节掌侧酸胀、疼痛,当时未予重视,后逐渐加重,半月后拇指因酸胀疼痛难忍而无法用力,不能端持饭碗,并伴活动时出现弹响,手指屈曲后不能伸展,需经1小时活动后方可缓解。曾采用中药热敷、针灸、蜡疗等法治疗,但效果不佳,为寻求针灸治疗,遂来我科。查体:右手拇指掌指侧压痛,可触及结节,手指活动时有弹响声。舌暗有瘀斑,舌体下舌根部血管怒张,呈青紫色,脉弦涩。

中医诊断　痹病,证属气滞血瘀型。

西医诊断　手指屈肌腱鞘炎。

治疗　穴取右侧拇指掌指侧结节处、右侧拇指背侧静脉刺血。背侧静脉处。上两处局部消毒后,以三棱针点刺出血,每穴出血3~5mL,隔日治疗1次。

患者经刺血1次后病情缓解,第2次复诊时病情有所反复,共经4次治疗后,拇指活动正常,疼痛消失,随访1年未复发,临床治愈。

按语　腱鞘炎属中医"伤筋"范畴。该患者系因局部劳作过度,积劳伤筋,致使气血凝滞,不能濡养筋经而发病。治宜活血化瘀、消肿止痛、疏通经络、调和气血。古代医家曾有"治其病必先去其血"的论述,故采用局部浅表络脉为刺血部位,以通其脉,调其气血。刺络的部位为右侧拇指背侧静脉,该处是拇指循环血液主要回流处,刺血可加速血液循环,使局部血液循环得以改善,消除炎症,受损组织得以修复,从而达到治愈目的。刘少明老师认为,"损则调,劳则休",该病多起于劳损,故治疗须以调养结合。养,则要养成良好的生活习惯,切勿过度活动患部,以利于受损组织的康复。

【病案9】 王某,女,51岁,职工。2014年6月20日初诊。

患者平素喜爱打羽毛球,近2个月来双侧肘外侧疼痛,右侧较左侧严重,均表现为肱骨外上髁压痛,其每日晨起后右手活动困难,均需自行推拿右侧前臂十余分钟方能缓解,左手有轻度困乏不适感,再无其他明显症状。既往进行过针灸、封闭治疗,但均疗效欠佳,遂来我科治疗。查体:双侧肱骨外上髁均有触痛,右侧较左侧高且有压痛,前臂伸肌群紧张试验(+),伸肌群抗阻试验(+)。舌淡红,舌边有齿痕,苔薄白,脉细弦。

中医诊断 肘劳,证属气滞血瘀型。

西医诊断 肱骨外上髁炎。

治疗 穴取双侧阿是穴,用一次性5号注射针头于肱骨外上髁阿是穴处直刺3针,并用手指挤捏出血,各出血约5mL,每周2次。嘱其治疗期间勿进行手臂部剧烈运动。刺血后,患者即感觉困乏不适感减轻大半,次日告知晨起后右手部活动自如,无须自行按摩。

二诊(2014年6月24日) 患者手部活动较前明显自如,查体:前臂伸肌群紧张试验(+),伸肌群抗阻试验(+),但疼痛较前明显减轻。舌淡红,舌边有齿痕,苔薄白,脉细软。穴取双侧阿是穴及右侧曲池、外关、合谷。阿是穴操作方法同上,曲池、外关、合谷点刺2下,并挤出少量血(约3mL)。

患者第2次刺血后诉左侧疼痛已消失,治疗5次后基本痊愈,不影响生活,嘱其近期手臂勿进行剧烈活动。随访1个月,无复发,临床治愈。

按语 肱骨外上髁炎即网球肘,中医学称之为"肘劳",亦属中医"肘痛""伤筋"的范畴。中医学认为,本病是由内、外因共同致病,内因为气血亏损、血不养筋,外因或系感受风、寒、湿等邪气,抑或损伤后因气血运行不畅、瘀血留滞、经络不通所致。该患者素爱运动,由于长期肘部运动劳累,致使局部损伤,据其症状及舌、脉特点,辨证为气滞血瘀,治当以理气通络止痛之法。取阿是穴用刺络之法,以祛除病变局部之瘀阻,又取曲池、外关、合谷,均为疏导气血之用。曲池是手阳明大肠经的合穴,多气多血,常用于肩肘关节疼痛,《针灸大成》曰:"曲池善疗肘中疼痛,射膝疼痛刺曲池"。合谷亦为手阳明大肠经穴,两穴共用,可疏导气血,起到止痛、舒筋活络的作用;外关属手少阳三焦经,是络穴、八脉交会穴,具有通经活络的作用。诸穴共用,使瘀血得散而新血有所生,刺血数次后,局部压痛遂减,得愈。

【病案 10】 杨某,女,27 岁,护士。2014 年 7 月 10 日初诊。

患者 3 个多月前无明显诱因出现右手拇指活动不灵伴桡骨茎突部疼痛,经蜡疗、针刺、艾灸等治疗后效果不佳,故来我科寻求刺血疗法。现症见:右手拇指活动不灵,活动范围稍大时,即感桡骨茎突部疼痛加重,无法端持重物。查体:握拳尺偏试验(+)。舌淡红,苔薄白,脉弦细。

中医诊断 痹病,证属气滞血瘀型。

西医诊断 腱鞘炎。

治疗 穴取阿是穴及右侧外关。采用一次性 5 号注射针头,刺血后,用手挤出数滴血(约 2mL),每周治疗 2 次。患者刺血后,右手拇指对指活动度增加,桡骨茎突部疼痛明显减轻。

二诊(2014 年 7 月 18 日) 经 2 次刺血后,患者自觉病情好转,已正常工作。昨日天气突然转凉,患者今日觉桡骨茎突部疼痛明显,伴右前臂内侧疼痛难忍,遂前往放射科拍 X 线片,结果显示骨质未见异常。现症见:右手拇指活动则桡骨茎突处疼痛难忍,不敢动作,右前臂内侧疼痛,不能活动。舌淡,苔白,脉浮。据证为风寒袭表。治疗继续刺血治疗,穴取阿是穴及右侧外关、尺泽。采用一次性 5 号注射针头,刺血后,用手挤出数滴血液,共出血约 5mL。患者刺血半小时后疼痛明显减轻,每周治疗 2 次,并嘱其避风寒、免劳累。患者继续治疗 2 次后,症状消失。随访 2 个月,无复发,临床治愈。

按语 "痛则不通,通则不痛",该案中患者以手拇指疼痛活动不灵为主症,患者职业需长期劳作,致右手手指局部气血受阻,瘀滞于经络,致不通则痛,故采用局部阿是穴、外关点刺放血。经 2 次治疗症状明显好转,但患者未注意患部休养,继续负重劳累,又复感外寒,使得症状反复、加重。根据病因、舌、脉,辨证为风寒外袭、气滞血瘀,故继续采用刺络放血之法以化瘀通络。穴取外关、尺泽,达宣肺解表之效,并嘱其注意避风寒、慎劳作。该患者再经 2 次治疗后,右手疼痛消失而痊愈。

【病案 11】邱某,男,43 岁,农民。2014 年 9 月 15 日初诊。

患者 8 年来无明显诱因出现双手指及腕关节冷痛,逐渐肿胀、重着、麻木不适,痛处固定,伴有晨僵,天气变化时加重,遇寒加剧,得热则缓,畏寒喜暖。在院外行血沉、C 反应蛋白及类风湿因子测定,同时对双手关节摄 X 线片,诊断为"类风湿关节炎"。给予口服糖皮质激素、布洛芬、祛风止痛胶囊等药,病情时好时坏,且病情逐渐加重,近几日天气变化后再次加重。现症见:双腕、双手指关节疼痛,多个手指肿胀,呈轻度梭样变,掌指关节冷痛、肿胀,伴麻木,手腕亦肿胀冷痛,晨僵约 1 小时。舌淡胖,苔白腻,脉弦紧。

中医诊断 历节风,证属寒湿闭阻型。

西医诊断 类风湿关节炎。

治疗 穴取阿是穴、八邪、尺泽及腕部、病变手指周围较明显的脉络。选取尺泽血络明显处,用止血带将近心端结扎,使充血更明显,以三棱针快速刺入后放血,出血约 10mL。八邪、阿是穴及腕部、病变手指周围较明显的络脉,以三棱针点刺出血,每处出血 3~5 滴。每 3 日治疗 1 次,并配合 TDP 照射双手 15 分钟,每日治疗 1 次。嘱患者治疗期间注意局部保暖。

患者第 1 次治疗后,当即感觉疼痛减轻,但第 2 日疼痛反而加剧,考虑患者寒湿太甚,阳气不足,气不运血,于二诊时加灸大椎、足三里各 30 分钟。治疗后患者疼痛有所减轻。共计治疗 9 次,疼痛消失,病情稳定,显效。

按语 患者双腕、双手指关节疼痛,病程较长,多个手指肿胀呈轻度梭样变,掌指关节、手腕冷痛、肿胀,伴麻木,遇寒及天气变化时加重,中医诊断为历节风,证属寒湿闭阻型。《素问·举痛论》曰:"寒气客于小肠膜原之间,络血之中,血泣不得注入大经,血气稽留不得行,故宿昔而成积矣。"刘少明老师强调"久病入络""久痛入络",故先以阿是穴、局部明显血络、八邪,以及尺泽刺络放血治疗 1 次,患者疼痛即减。然又疼痛反复且加重,据证患者除有瘀血阻滞外,且寒湿太甚,阳气不足,行血无力,故而瘀滞。遂在二诊时,于原有刺血方法上加灸大椎、足三里以温阳益气。各法同用,以达温阳祛瘀、络通、气行止痛之功。

【病案 12】赵某,女,62 岁,退休。2014 年 9 月 23 日初诊。

患者今年 3 月因跌倒致右腕关节骨折,医院给予"腕关节处理及石膏固定",回家后,在当地医院拆除石膏固定后另行"右肘及右腕部石膏固定"18 天,后经其他医院检查认为固定方法不妥,拆除石膏后重新固定,住院静脉注射药物(具体不详)。7、8 月份进行锻炼,但锻炼过度,发现右臂及腕部疼痛,肌肉变硬,活动受限。查体:右前臂较左前臂略变细,前臂肌肉僵直(肌张力增加),右手掌部皮肤粗糙,无润泽感。舌暗,苔白,脉沉细。

中医诊断 痹病,证属气滞血瘀型。

西医诊断 腕关节骨折术后。

治疗 穴取右侧十宣及手部井穴,二者交替使用,以三棱针点刺出血;另取两组穴,一组为合谷、外关、手三里、腕骨,另一组为大陵、鱼际、尺泽、后溪。两组均取右侧,交替使用,用毫针针刺,以平补平泻法,每日治疗 1 次。嘱其每日自行按摩患肢。

二诊(2014 年 9 月 29 日) 经 5 次治疗后,右臂及腕部疼痛有所减轻。继续按上法治疗,针刺腧穴配以艾灸。

三诊(2014 年 10 月 11 日) 再经 5 次治疗后,右臂及腕部疼痛大减,右手掌部皮肤较前改善,活动范围较前有所增加。

该患者后又经过 1 个疗程的治疗,右臂及腕部的疼痛消失,手掌皮肤较前明显改善,活动范围增大。嘱其在家坚持适当功能锻炼,自行艾灸患肢,显效。

按语 该患者因跌倒骨折,致局部气血损伤,后又长期制动,气血不行,瘀滞于经络则为疼痛。经络不通,筋肉失养而见患侧肌肉萎废,气血不能达于手掌,皮肤失于濡养,故见手掌皮肤粗糙、无润泽感。治宜通经活络,调和气血。《灵枢·脉度》曰:"气之不得无形也,如水之流,如日月之行不休,故阴脉荣其脏,阳脉荣其腑,如环之无端,莫知其纪,终而复始。其流溢之气,内溉脏腑,外濡腠理。"手部井穴以通行手部经气,十宣具有通络之效。刘少明老师认为,刺络放血可使瘀血尽祛,经络通,疼痛止,瘀血祛,新血生,皮肤得养。配合针刺前臂部腧穴,以加强通经活络、调和气血之效;配合艾灸,可温经散寒、疏通经络。以上治疗方法同用,可达到协同增效的目的。

(二)头痛

【病案1】 周某,男,35 岁,职员。2013 年 5 月 28 初诊。

患者 8 年前无明显诱因出现左侧头痛,每年发作 2 或 3 次,从去年起发作频繁,每周 1 次,呈胀痛,伴恶心呕吐、怕光喜静、嗜睡懒言,一般经 1~2 天才能缓解。经当地某医院行头颅 CT、脑电图检查及血脂分析,结果均显示正常,诊断为"血管性头痛"。曾服用去痛片、麦角胺咖啡因、丹参片等药,但头痛仍发作频繁。现患者食纳可,睡眠差,二便调。查体:左太阳穴血管暴张,舌淡暗,苔薄,脉弦。

中医诊断 偏头痛,证属气滞血瘀型。

西医诊断 血管性头痛。

治疗 穴取太阳。于太阳穴血管暴张之处刺血,出血约 3mL。

二诊(2013 年 6 月 10 日) 刺血后头痛发作稀少,疼痛亦较前明显减轻,余未见异常。再刺血太阳穴,出血 2mL。隔 2 日治疗 1 次。

三诊(2013 年 6 月 23 日) 经过 4 次治疗后,头部基本不痛,偶尔稍有不适,点刺丝竹空,出少量血液。

2 个月后随诊,患者自述头痛未再发作,临床治愈。

按语 头痛是临床上常见的一种自觉症状,可由多种原因诱发,以偏头痛为多见。刘少明老师强调,头为诸阳之会,髓海所居之处,既有经络与脏腑相连,又有诸窍与内、外沟通,正如《素问·脉要精微论》所言"头者,精明之府""头为诸阳之会",五脏六腑之精气皆上升于头,头部与人体内的各个脏腑器官的功能密切相关,手、足三阳经均上行于头,若六淫之邪外袭上犯巅顶,或情志所伤致脏腑功能失调,均可导致气滞血瘀,脉络痹阻,不通则痛。采用太阳穴放血是根据中医学认为"血实者决之,宛陈则除之"的理论。现该患者头痛时日已久,所谓久痛入络,久病则气滞血瘀,缠绵不愈,多属瘀血留于络中。且该患者明显可见太阳穴处血管迂曲暴张,为血瘀之见证,故采用刺血太阳穴,仅5次治疗,患者8年之沉疴即愈。

【病案2】孙某,女,28岁,银行职员。2013年7月9日初诊。

患者5年来右侧头部胀痛,时发时止。近年来疼痛加剧,每次疼痛持续约半小时方可缓解,尤其发怒、生气后头部发热、右侧胀痛加重,影响睡眠,右侧太阳穴附近可见明显怒张之静脉,饮食可,二便正常,睡眠一般。舌红,苔薄黄,脉弦细。

中医诊断 头痛,证属肝阳上亢型。

西医诊断 神经性头痛。

治疗 穴取患侧太阳及双侧耳背静脉、行间、太冲。先于患侧太阳穴局部静脉怒张明显处严格消毒,用三棱针点刺,任血自流,直至血液颜色变淡,以消毒干棉球按压止血;再揉按耳郭片刻,待局部充血后,选择暴露明显的耳背静脉,以三棱针刺破静脉血管出血。最后对行间、太冲以毫针针刺,行泻法,留针30分钟。隔日治疗1次。

患者经1次刺血后,感觉刺血部位疼痛针刺感加重,但右侧头痛明显减轻。治疗5次后头痛消失,随访6个月未复发,临床治愈。

按语 该患者5年来右侧头部胀痛,时发时止,近年来疼痛加剧,尤其发怒、生气后头部发热、右侧胀痛加重,可辨证为肝阳上亢。《证治准绳·头痛》云:"盖头象天,三阳六腑清阳之气皆会于此,三阴五脏精华之血亦皆注于此。于是天气所发六淫之邪,人气所变五贼之逆,皆能相害。"头部为诸阳经交会之处,故有"头为诸阳之会"之说,凡五脏精华之血,六腑清阳之气,都上会于此。若六淫外侵或七情内伤,均可导致升降失调,而气血逆乱、瘀阻清窍、清阳不运皆能致头痛。刘少明老师认为,该患者病程已久,"久病入络",可见右侧太阳穴附近有明显怒张之瘀络,治宜平肝潜阳、祛瘀通络。采用三棱针直刺头部瘀络之处,再配合针刺行间、太冲,针用泻法,共达瘀祛络通之功。故该患者经5次治疗,困扰5年之久的病痛消失告愈。

【病案3】高某,女,35岁,工人。2014年4月18日初诊。

5年前,患者无明显诱因出现头痛,头痛呈紧箍样,有拘紧感,曾在当地医院脑病科住院治疗,诊断为"血管性头痛",治疗后效果不佳。患者头痛呈持续样,以晨起及劳累后加重,头重,在空气不流通时头痛尤甚。近 2 天来,头痛加重,并伴有头晕,不能站立,遂来院急诊,查颈椎 DR 示颈椎曲度变直。食纳一般,睡眠一般,咽喉黏腻,口唇淡红,二便调。月经提前 7 天,量可、色黑,经来面部出红色丘疹,痘疹流黄水,月经停后,痘疹消失。咽壁略有充血,舌体胖,质不红,苔黄厚腻,脉滑。

中医诊断　头痛,证属痰湿阻络型。

西医诊断　血管性头痛。

治疗　穴取百会、大椎,双侧太阳、风池、中脘、合谷、足三里、丰隆、三阴交。太阳、百会、大椎、风池、中脘以三棱针点刺放血,中脘刺血后加拔罐,针刺合谷、足三里、丰隆、三阴交。隔日治疗 1 次。

二诊(2014 年 4 月 23 日)　患者经 2 次治疗后,自感头痛有所减轻,头晕亦减轻,但伴有颈肩部疼痛,咽喉仍有疼痛。舌脉同前。据证继续按原法治疗,加少商点刺出血,颈夹脊及肩部疼痛处(即阿是穴)用皮肤针叩刺,以出血为度,并加拔罐。

三诊(2014 年 4 月 30 日)　患者经 5 次治疗后,头痛、头晕明显减轻,咽喉部、颈肩部症状消失。

后又经过 3 次治疗,头痛、头晕已无大碍,临床治愈。

按语　该患者头痛病史已有 5 年之久,病痛迁延,查其症状及舌脉以痰湿为甚。《灵枢·口问》曰:"上气不足,脑为之不满,耳为之苦鸣,头为之苦倾,目为之眩。"刘少明老师认为,该患者病痛日久,久病伤及脾胃,脾胃亏虚,则运化失司,水湿不能正常输布必聚而成痰,痰湿随经上扰于清窍,出现头晕;痰湿阻络,不通则痛,故头痛呈紧箍样,有拘紧感;痰湿阻于中焦,津液不布,故见咽喉、口唇干燥。《丹溪心法·头痛》云"头痛多主于痰,痛甚者火多",痰湿内蕴必积而化热,可见舌苔黄;热迫血行,则出现月经提前,故治宜祛湿化痰、通络止痛。太阳、百会、大椎、风池点刺出血,以祛瘀清热、通络止痛;点刺中脘可和胃化痰。针刺合谷、足三里、丰隆,以健脾和胃、化痰通络;三阴交为治疗妇科疾病之要穴,具有通络调经之效。各法同用,共达祛瘀通络、化痰除湿、止痛之效。

【病案4】葛某,女,35岁,公司职员。2014年5月21日初诊。

患者2年前因与人争吵后出现头部胀痛,伴有麻木感。后常因精神刺激出现头部昏沉胀痛、视物模糊、记忆力下降,不能看书阅报,即使看后也记不住内容。精神萎靡不振,已不能坚持上班工作,先后在多地做相关检查,均未见异常发现,被诊断为"神经性头痛"。曾服谷维素、刺五加、灵芝片等药物治疗,效果不显,故来院寻求针灸治疗。现患者头胀闷不适,精神差,食纳差,睡眠欠佳,二便调,月经提前7天,量少,无痛经。舌淡,苔薄白,脉弦细。

中医诊断 头痛,证属肝郁气滞型。

西医诊断 神经性头痛。

治疗 穴取太阳、风池。上二穴采用三棱针刺络放血,并加拔罐,配合针刺太冲、阳陵泉。

二诊(2014年5月23日) 经治疗后,患者头部胀、麻感均减轻,视物清晰,精神振作。继续行刺血治疗,方法同前。

三诊(2014年5月27日) 经3次治疗后,头痛大减,因要外出学习,故停止治疗。

四诊(2014年6月30日) 患者外出归来,在家与人因琐碎小事生气后头痛复发,但较初诊前为轻,前来继续治疗。现患者头痛时仍有发麻感,精神略差,食纳可。舌暗,苔薄白,脉弦细。继续于太阳、大椎刺血,加拔罐,并针刺太冲、阳陵泉、外关。隔日治疗1次。

五诊(2014年7月12日) 患者经5次治疗后,头痛消失,无发麻感,记忆力也较前改善,临床治愈。

按语 刘少明老师认为,该患者因生气郁怒导致肝郁化火、上扰清阳、经络不通、血瘀于内、气血逆乱从而导致头痛,属于中医"头风""偏头痛"的范畴。头是"清阳之府""诸阳之会",手、足三阳经和足厥阴肝经都上行于头部,督脉与脑府直接相连,因此各种内伤或外感因素都能导致头部血管、神经等功能失常、气血不畅、脉络不通或者脑窍失养,进而引发头痛。《证治汇补》云:"瘀血相搏,皆能为痛",瘀滞窍络,清不升而浊不降,即可出现头痛。故该患者治疗以通络止痛为主。取刺络放血之法,调节血管舒缩功能,改善人体微循环,疏通经络,做到"通而不痛"。风池是手、足少阳经与阳维脉、阳跷脉的交会穴,具有祛风通络、疏风清热、疏肝息风潜阳的作用;太阳是经外奇穴,位于头侧部,可通络祛瘀、明目清热而通畅脑络。配合针刺太冲、阳陵泉、外关,共达疏肝解郁、理气通络之效。

【病案5】何某,男,30岁,自由职业。2014年12月11日初诊。

患者16年前无明显诱因出现左颞侧疼痛,间断、无规律性发作,疼痛持续时间短,不影响生活。近2个月来,头痛加重,呈持续性,可达5~6小时,为烧灼痛,疼痛难忍,痛时欲撞墙,经医院诊断为"颞动脉炎",曾服中西药(具体不详)治疗,效不佳。现患者自述其头痛发作时由轻到重,夜间加重,常被痛醒,且头痛常因情绪变化所诱发,余无异常。查体:左侧颞部可见动脉搏动。舌暗,苔薄黄,脉弦缓。

中医诊断 头痛,证属瘀血阻络型。

西医诊断 颞动脉炎。

治疗 在左颞侧查找血络瘀阻处1或2个,刺血并加拔罐,出血3~5mL。疼痛局部围刺加电针。针刺左侧中渚、外关、三阴交、足临泣,针用泻法,隔日治疗1次。

经1次治疗后,患者即感疼痛有所缓解。共经10次治疗后,患者自述疼痛减轻70%~80%,仅有隐痛。患者因外出,故未再继续治疗,显效。

按语 该患者病痛已达16年之久,以夜间为重,综合舌苔、脉象可确诊为瘀血阻络型头痛。久病必瘀,久痛必瘀,血瘀于络,瘀久化热,故见疼痛呈烧灼样痛。《针灸大成》云:"人之气血凝滞不通,犹水之凝滞而不通也,水之不通,决之使流于湖海,气血不通,针之使周于经脉。"刘少明老师强调,瘀血不去则新血不生,放血疗法可使阻滞经脉的瘀血等病理产物得以祛除,达到疏通经络、调和气血的目的。故直接在患处瘀阻之络脉刺血,每次出血量亦多,方能达到祛瘀之目的。同时局部围刺加电针,以助通络止痛之功。针刺中渚、外关、三阴交、足临泣以通少阳之经气,各法同用,症状大减。此案显示刺络放血疗法对一些久病难愈之证效果显著,正是因"久病入络"这一理论的指导,为疑难杂症的治疗提供了好的思路。

【病案6】冯某,女,64岁,农民。2015年4月27日初诊。

患者有头痛病史30余年,缠绵难愈,反复发作。20天前因吹风后出现双颞侧及眼眶疼痛,自述因感冒引起眼眶周围阵痛,痛处拒按不移,有憋胀感,伴眩晕,眩晕发作多由低头时长引起,自述有颈椎病病史。面色晦暗无华,食纳可,睡眠可,胸闷脘痞,便溏,小便可。舌暗,有瘀斑,苔厚腻,脉弦滑。

中医诊断 头痛,证属痰瘀阻络型。

西医诊断 神经性头痛。

治疗 穴取大椎及双侧太阳、风池、耳尖、头维、行间。在上穴附近寻找显露络脉,每次选2或3处,以三棱针点刺出血,若出血不畅,可加拔罐,待血自止即可。配合针刺中脘及双侧足三里、丰隆,针用泻法。隔日治疗1次。

经1次治疗,患者自感头痛明显减轻,眩晕亦有所减轻。经5次治疗后,症状消失。

按语 该患者头痛病史已有30余年,缠绵难愈,反复发作。刘少明老师认为"久病必瘀""难病多痰瘀""久痛入络",凡久治不愈者,必有瘀血。同样,若瘀血久积不去,亦可致血脉瘀滞不通,渐使头痛演变为复杂难愈之势。久病体虚,脾胃虚弱,运化失司,湿蕴生痰;久病入络,顽固难愈。今受风热之邪所袭,引动伏痰,痰热进一步阻络,致使头痛加重,并伴有眩晕不已。故祛瘀通络为要,配合健脾化痰。穴取太阳、风池、耳尖、头维、大椎等局部腧穴,寻找瘀络刺之,直接达其病所,祛瘀通络;取肝经的行间刺血以清泻肝经之热。配以针刺足三里、中脘、丰隆以健脾化痰。各法同用,共达健脾化痰、祛瘀通络之效,最终疼痛消失。

【病案7】孙某,男,42,工人。2014年7月29日初诊。

患者5年来自感头部较闷痛、头晕,呈持续性,伴思维不清,时有发木感,小便频,夜尿时多。近来咳嗽,咽干,空腹胃部不适,反酸,纳可,睡眠欠佳,易醒,常有紧张感,大便正常。曾患萎缩性胃炎、前列腺炎。查体:精神可,血压为130/90mmHg。舌边红,苔黄略腻,脉弦细略缓。

中医诊断　头痛,证属脾虚兼浊痰阻络型。

西医诊断　血管性头痛。

治疗　穴取四神聪、中脘及双侧太阳、阴陵泉、合谷、太溪、足三里。四神聪、太阳常规消毒后,以三棱点刺出血;针刺双侧阴陵泉、合谷、太溪、足三里、中脘。隔日治疗1次。

二诊(2014年8月5日)　针刺2次后,自感头痛、头晕较前有明显改善,胃部反酸亦减轻,精神较前有所好转,舌淡红,苔薄黄,中有裂纹,脉弦缓。穴取四神聪、太冲、太阳点刺出血,脾俞、胃俞、肾俞皮肤针叩刺,以渗血为度;针刺法同初诊。

经过6次治疗后,患者自感头痛、头晕消失,无发木感,思维较前清晰,小便亦较前有所改善,显效。

按语　该患者平素脾胃虚弱,脾气亏虚,运化失司,水湿停聚而化痰,脾主升清,现脾虚清阳不升,则见头晕、头木,思维不清,痰浊上扰,阻于脑络,则见头痛不适。刘少明老师认为,刺血疗法以其独特的作用机制直达病所,祛除恶血,通调血脉,调和气血,平衡阴阳。同时患者脾气亏虚,中气不足,摄纳不固,故见小便频数,治宜健脾化湿、益气固摄、通络开窍。故取四神聪、太阳刺络放血以通络开窍,针刺阴陵泉、合谷、太溪、中脘、足三里以健脾利湿化痰。二诊时患者自感症状改善明显,效不更方,在原有治疗基础上,以皮肤针叩刺脾俞、胃俞、肾俞,阴病治阳,目的在于加强健脾和胃、益肾固摄、调理脏腑之效。故患者经过8次治疗,近愈。

(三)面口痛

【病案1】张某,男,35岁,教师。2014年3月18日初诊。

患者3年前无明显诱因出现左侧面部阵发性疼痛,每次持续几秒钟,一日可发作数次,发作间歇期间一直坚持服药。3个月前疼痛加重,如闪电抽掣样放射至左侧面颊部,张口、洗脸均不能,于是来我科门诊就医。经针灸、电针治疗后疼痛有所减轻,患者欲进一步治疗,遂寻求刺络治疗。现症见:左侧面部阵发性剧痛,疼痛如闪电样放射至左侧面颊部,每次发作约3分钟,冷、热刺激均可诱发疼痛,两三天发作1次,左侧面部有触痛点,一经触及,便诱发疼痛。舌暗,苔薄白,脉弦略数。

中医诊断 面痛,证属气滞血瘀型。

西医诊断 三叉神经痛。

治疗 穴取患侧太阳、下关、颊车、翳风、疼痛触发点及双侧合谷。于上述穴位附近较浮浅脉络常规消毒,用三棱针点刺放血,可配合手指挤压出血,每穴出血3~5滴。翳风处放血结束后加拔罐,留罐10分钟。前3次刺络放血隔日1次,后每周2次。

治疗3天后,患者疼痛有所发作但程度减轻,第4天疼痛明显减轻。后续巩固治疗3周,疼痛未再发作,门诊随访半年未复发,临床治愈。

按语 患者被诊断为三叉神经痛,中医学认为其归属"面痛""齿槽风"等范畴。《素问·举痛论》认为"痛而闭不通矣",刘少明老师认为,三叉神经痛患者的临床治疗应该以"调气血、通经络"为大法。无论外感风邪、情志不调、外伤等因素均与本病有关,其病机均为致病因素伤及面部经脉,使脉络瘀阻不通,不通则通。该患者面部疼痛已3年有余,病程已久,所谓"久病入络",络脉瘀阻之证显著,因此治宜通络止痛,取局部太阳、下关、颊车、翳风及疼痛触发点刺络放血以祛瘀通络,通调局部之气血。再加取合谷,合谷为治疗口面部疾病及止痛之要穴。诸穴合用,共达祛瘀通络止痛之效。

【病案2】 杨某,女,53岁,教师。2014年9月16日初诊。

患者2个月前出现右侧太阳穴处、面颊、牙龈灼热,刺痛,耳前胀痛,涕泪直流,痛处不能触摸。在某医院检查诊断为"三叉神经痛"。经服卡马西平,症状暂时缓解。后又复发,每日发作五六次,故来我处就诊。患者自述食纳差,睡眠差,大便秘结,已停经5年。现症见:痛苦面容,面色黧黑,正为面痛发作之时。舌暗,苔黄厚腻,脉弦数。

中医诊断 面痛,证属痰瘀阻络型。

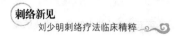

西医诊断 三叉神经痛。

治疗 穴取右侧太阳、下关、地仓。以上各穴经常规消毒后,以粗毫针针刺出血,再用小号火罐拔罐。隔日治疗1次。

二诊(2014年9月25日) 经5次刺血后,头面痛缓解,间歇期延长,7～10天小发作一次,且症状轻微。继续刺血太阳、颊车、地仓,刺后拔罐。经2次刺血后,面痛发作停止,临床治愈。

按语 三叉神经痛属中医"面痛""眉棱骨痛""齿痛"范畴。中医学认为,本病多由风热外袭,或情志不舒,肝失条达导致气血郁结于面部经络,最终形成气滞血瘀而发为痛证,属实证、热证。本病若经久不愈,反复发作,损伤正气易致气血亏虚而出现虚实夹杂之证候,日久难愈。《名医别录》记载川芎的功用为"除脑中冷动,面上游风去来,目泪出,忽忽如醉",这一描述与原发性三叉神经痛发作时的症状相似,说明古人对本病的治疗强调活血祛瘀、散血分诸邪,有"血行风自灭"之理,与现代医学认为血液循环障碍是神经痛的病因之一是相吻合的。故采用刺络放血之法以通络行气,穴取地仓、下关、太阳。地仓在口轮匝肌中,深层为颊肌,有面动、静脉,布有三叉神经第三支下颌支,深层为面肌神经的末支。下关为手阳明、手少阳、手太阳经的经筋所经之处,为治原发性三叉神经痛主穴,具有散风通窍之效,刺此穴,可通阳明之气血而化痰湿。太阳为经外奇穴,其所处的深层为三叉神经下颌神经的分支颞深神经通过之处。取此三穴刺络放血,可疏经活络,推动经气运行,使经筋得以濡养,气血通畅,从而疼痛自止,达到治愈目的。

【病案3】 刘某,男,49岁,工人。2015年3月26日初诊。

患者半年前食冷饮后出现面部肌肉酸痛,一天后出现张口活动受限伴关节弹响。现为求诊治,来科就诊。现症见:张口时双侧颞颌关节处疼痛,活动受限,不能完全张开,遇寒加重,食纳可,二便调。舌淡红,苔薄白,脉细弦。

中医诊断 牙关不利,证属寒凝血滞型。

西医诊断 下颌关节紊乱症。

治疗 穴取两组,一组为双侧阿是穴、下关,另一组为颊车、听宫。两组交替使用,以粗毫针每穴点刺2或3下,并加拔罐;后针刺合谷,采用连续提插捻转行针,其间嘱患者张口活动。隔日治疗1次。

共治疗5次,患者自述症状明显减轻,后又按上法治疗3次,症状全消,临床治愈。

按语 该患者下颌关节疼痛、活动受限,属中医"痹病",又称"颊痛、口噤不开"等,因风寒湿等外邪侵袭体表,导致面部经络痹阻、气血失和,局部肌肉痉挛、肌张力失衡等而出现下颌关节功能紊乱。刘少明老师认为,该患者发病因贪食冷饮,导致寒凝络脉,气血受阻,碍于运行,不通则痛,血瘀于内,新血不生,经筋失养,故表现为肌肉关节运动受限。根据"通则不痛"之医理,于局部取穴,采用刺络放血之法,以祛瘀通络、调和气血而痛止,瘀祛则新血得生,局部经筋得养,故关节功能恢复。另远取合谷,刺之可加强疏通经络之效,同时配合颞颌关节运动,共促其功能之恢复。

【病案4】李某,女,42岁,工人。2013年10月19日初诊。

患者2年前无明显诱因出现舌根及舌边疼痛不适,曾口服多种药物及针灸治疗,但疗效均不显,遂来我科治疗。现症见:舌根及舌边疼痛,时常伴有烧灼样感觉,自述如有辛辣烧灼感,心烦易怒。查见舌黏膜有瘀斑,舌体下舌根部血管怒张,呈青紫色,脉弦涩。

中医诊断 舌痛,证属肝胆郁热兼血瘀型。

西医诊断 灼口综合征。

治疗 穴取金津、玉液及双侧支沟。患者取坐位,张口,医生将患者舌体轻轻上提,于舌体下面疼痛部位青紫色怒张静脉处常规消毒,右手持无菌三棱针快速刺入1~3分,以干棉球将血浸出,待出血自停为止。每周治疗1次。

患者经1次治疗后,疼痛立即消失,随访1年无复发,临床治愈。

按语 该患者舌痛时久,经药物及针灸治疗效果不佳。《素问·至真要大论》篇曰:"诸痛痒疮,皆属于心。"根据其现有症状:舌根及舌边疼痛,时常伴有烧灼样感,心烦易怒,舌黏膜有瘀斑及舌脉怒张,可知该病为瘀血阻络兼有郁热所致。舌痛病位在舌,与心、脾、肝、肾相关,《灵枢·经脉》中提到脾为足太阴之脉,"连舌本,散舌下……是动则病舌本强""是主脾所生病者,舌本痛",肾为足少阴之脉"循喉咙,挟舌本",不难看出舌体病变与多个脏腑相关。刘少明老师认为,舌痛虽然是一个局部病变,但却是内在脏腑病理变化的一个外在征象,通过辨证论治,司外揣内,再结合四诊的情况诊治,正是中医治疗舌痛的优势所在。在病因病机分析的基础上,采取刺络放血之法,取舌下之经外奇穴金津、玉液以祛瘀通络,同时取三焦经之经穴支沟,该穴五行属火,具有泻热、清利三焦、通气降逆之功效。三穴共达祛瘀泻热、通络止痛之功,故经1次治疗,患者舌痛即愈,达立竿见影之效。

(四)胃痛

【病案1】李某,女,45岁,教师。2013年4月15日初诊。

患者胃痛反复发作2年余,其间采用中西药治疗,病情反复,近2个月来,因工作繁忙、压力大症状加重。现症见:胃脘胀痛不舒,嗳气频频,偶有恶心,心烦善怒,胸闷,纳差,睡眠不安,大便3日未行,小便可。月经周期可,量少,经前伴有乳房胀痛,无痛经。舌红,苔薄腻,脉弦。辅助检查:胃镜示无明显异常,肝、胆、脾、胰B超均未见异常。

中医诊断 胃痛,证属肝气郁结型。

西医诊断 胃肠神经症。

治疗 穴取双侧胃俞、肝俞血络明显处刺血,双侧足三里、太冲、神门进行针刺。以上部位常规消毒后,先用一次性5号针头在双侧胃俞、肝俞(双侧)血络明显处刺血,每穴各刺5~8针,再用2号火罐留罐15分钟,最后针刺足三里、太冲、神门,隔日治疗1次。

二诊(2013年4月20日) 经2次治疗后,患者自述症状明显减轻,继续按上法治疗。

共治疗5次后,患者饮食可,夜寐安,情绪较平稳,大便每日一行,病情好转。随访4个月未见复发,仅在受凉后偶有不适,临床显效。

按语 该患者为高中教师,工作压力大,常易因工作事情郁怒伤肝,肝郁气滞,而犯克脾胃,致胃络瘀滞,不通而痛,出现以胃痛为主症的一系列症状。胃肠神经症是由高级神经功能紊乱所引起的胃肠功能障碍,同时伴有多种全身性的精神症状,可排除器质性病变,属于中医"郁证""痞满""嗳气""呕吐""梅核气""脏躁症""泄泻"等范畴。中医学认为,本病病位在肝、胃、肠、心、脾等脏腑,主要以忧思恼怒、所欲不遂,造成肝郁气滞,进而又影响到脾、胃、心等脏腑出现诸症状,在此基础上,与其他病证相兼为患,致病情复杂,虚实并见。本患者舌红、苔薄腻、脉弦,属肝气郁结证,治宜疏肝解郁、通络止痛、调畅气机,故穴取胃俞、肝俞刺络放血,以祛瘀通络、调肝气。神门以宁心安神;足三里为胃经合穴,"合治内腑",用于疏调胃气、导滞止痛;太冲为肝经原穴,可平抑肝气、宽胸解郁、行气止痛。故治疗5次,患者症状即消,效果显著。

【病案2】张某,男,42岁,司机。2014年7月13日初诊。

患者5年前每于春季气温较低时发病,多在饭后1~2小时发作,痛时呕吐反酸,大便色黑。近3个月来胃痛加重,不能进干食,只能吃流质饮食。经中西医治疗,收效甚微。2014年3月于当地医院做钡餐造影检查,诊断为"十二指肠溃疡",为求进一步治疗,来我科就诊。现症见:上腹胀痛,嗳气吞酸,形体消瘦,伴头昏、乏力,大便干燥。舌苔薄,脉弦细。辅助检查:胃镜检查提示十二指肠溃疡。

中医诊断 胃痛,证属肝气犯胃型。

西医诊断 十二指肠溃疡。

治疗 穴取中脘及双侧足三里、胃俞、内关、太冲。以上部位常规消毒后,先用一次性5号针头在足三里、胃俞血络明显处刺血,每穴各刺5~8针,再用2号火罐拔罐,留罐15分钟。最后以毫针针刺内关、太冲、中脘,用平补平泻法,隔日刺血1次,每日针刺1次,10次为1个疗程。

二诊(2014年7月26日) 患者自述上腹痛有所减轻,余症尚在。在原有的治疗方法上,加刺血曲泽,出血量为3mL。

三诊(2014年7月28日) 患者自述上腹痛大减,知饥思食,全身较前有力,但仍有头昏。加刺血太阳、丰隆,余法同初诊。

四诊(2014年8月17日) 共治疗3个疗程后,患者病情明显好转,已能吃干饭、不反酸、不嗳气，精神振作，上腹稍有胀痛。加刺血曲泽，出血量为 2mL，后患者自述上腹症状消失。

3 个多月后随访，患者临床症状消失，未曾出现上腹痛，饭量大增，体重增加 2 千克，临床治愈。

按语 该患者为公交司机，常因饥饱无常、工作压力大、思虑过多等影响气机，导致气滞血瘀发为胃脘疼痛。十二指肠溃疡在临床上常表现为上腹部出现钝痛、胀痛、灼痛甚至剧烈疼痛，或饥饿时隐痛不适。中医认为其发病与肝、脾、胃有关，思虑过多而伤脾，情志郁结而肝气犯胃，导致人体气机失调，气机不畅则胃肠功能受损。或饮食不洁，过食辛辣生冷，加重溃疡发生。唐容川说："瘀血在经络……满滞碍而痛"，叶天士以宣络法治"久病胃痛瘀血积于胃络"，其病机仍是脏腑经络气血不通。本患者舌苔薄、脉弦细，属肝气犯胃证，故采取通络止痛、疏肝解郁为法。取足三里、胃俞刺血以通调胃络。曲泽为厥阴心包经之合穴，心包经"历络三焦"，与阴维脉合于心、胸、胃，曲泽穴位于肘窝，该处血络最为丰富，刺血以达祛瘀通络之效。再加针刺太冲、内关、中脘，以达疏肝解郁、和胃止呕之功。

【病案 3】 张某，女，45 岁，工人。2015 年 5 月 20 日初诊。

患者 3 天前吃冷饮后自觉胃凉、胀满疼痛，不思饮食，后在当地药店买了斯达舒，服药后症状未有明显改善，遂来我科求诊。现患者自述胃部胀满不适，纳差，睡眠可，二便调。查体：精神可，面色黄，胃脘部无明显压痛。舌体胖，苔白滑，脉迟缓。

中医诊断 胃痛，证属寒凝胃络型。

西医诊断 急性胃炎。

治疗 穴取胃俞、脾俞、中脘及双侧梁丘、足三里。于中脘、梁丘、足三里各穴刺血 5~8 针，用 2 号火罐拔罐，留罐 15 分钟，待血自止即可。胃俞、脾俞以皮肤针叩刺，以渗血为度，后行艾灸，每穴灸 20 分钟。隔日治疗 1 次。

经治，患者自感胃部胀痛明显减轻，共治疗 2 次，症状即消，临床治愈。

按语 该患者因贪寒凉食物致寒邪凝滞于胃络引发疼痛。胃为仓廪之官，主受纳腐熟水谷,现胃络受阻,碍其功能,故见食纳不佳。脾胃相表里,由表及里,脾失运化,水湿停运,故见舌体胖、苔白滑、脉迟缓等一派脾胃寒湿之象,治宜祛瘀通络、散寒止痛。故取中脘、足三里、梁丘刺络放血以通络。后取脾俞、胃俞以皮肤针叩刺并艾灸之,旨在调和脾胃、温阳散寒止痛。各法同用,寒祛络通,疼痛自消。

【病案4】毋某,女,45 岁,农民。2014 年 7 月 5 日初诊。

患者 2 年来胃脘呈阵发性刺痛,饭前、饭后均痛,以饭后痛为著,伴胃脘及身热、恶心、烦躁易怒、心慌易惊、失眠多梦、头晕眼花、腰痛。食欲差,纳食可,乏力明显。大便一周 1 次,干结难以排出,小便无异常。月经紊乱,或提前,或推迟,量多,色正常。门诊行胃镜检查,提示"慢性糜烂性胃炎"。查体:面色黄枯,神情憔悴。舌尖红,苔黄厚腻,脉弦数。

中医诊断 胃痛,证属肝郁气滞、湿热结于心下。

西医诊断 慢性糜烂性胃炎。

治疗 取穴中脘及双侧厉兑、胃俞、肝俞、足三里、阴陵泉、行间。于中脘、厉兑、胃俞、肝俞处查找阳性反应点,并用三棱针点刺,每穴各刺 5～8 针,用 2 号火罐拔罐,留罐 15 分钟。配合针刺足三里、阴陵泉、行间,针用泻法。行间出针时摇大针孔,并放出血液 3～5 滴。隔日治疗 1 次。

二诊(2014 年 7 月 16 日) 经 5 次治疗后,患者自述胃部疼痛及烧灼感有所减轻,但余症仍在。舌红,苔白腻,脉弦数。在原有治疗基础上,加针刺天枢、内关、气海,针用平补平泻法。隔日治疗 1 次。

三诊(2014 年 7 月 28 日) 经 10 次治疗后,患者自述胃部灼痛、恶心消失,大便较前好转,2～3 天 1 次。乏力仍在,月经未至,失眠有所改善,但仍有头晕。舌尖红,苔白厚略腻,脉弦数。患者因外出,不能继续针刺,故给予中药服之。方用半夏泻心汤加减,药用半夏9g、黄连9g、黄芩9g、佩兰10g、知母9g、丁香3g、茵陈15g、山药15g、乌贼骨(另包,冲服)10g、黄芪30g、生姜6g。5 剂,水煎服,每日 1 剂。

6 天后电话随访,患者自述症状均较前好转,临床显效。

按语 该患者胃痛反复发作 2 年余,胃脘部有灼热感,疼痛以饭后为著,余症合参,辨证为肝郁化火,乘侮脾胃,脾失健运,湿邪内生,湿与热聚,克犯于胃,故见胃脘灼痛。六腑以通为用,胃乃六腑之首,胃腑不通,必然影响于肠,故见大便秘结。湿浊上扰心神,故见心慌易惊、失眠多梦、头晕眼花。肝郁则疏泄失常、月经紊乱;肝郁气滞,气郁血行受阻,故见患者面色不荣、神情憔悴。据证治宜疏肝理气、清热、化瘀止痛、健脾化湿。刺络放血疗法具有祛瘀生新、泻热通络等作用,故采用刺络中脘、厉兑、胃俞、肝俞以通络止痛,三棱针点刺背俞穴,放出少量血液,有刺激作用,以调整脏腑虚实。配合针刺足三里、阴陵泉、行间,以健脾化湿、疏肝泻热。二诊时,患者胃部症状有所缓解,根据伴随症状,在原有治疗基础上,加刺天枢、内关,以增强宽胸理气、和胃降浊之效;刺气海以益气扶正、祛邪。虽因患者未坚持完治疗,但纵观整个治疗过程,收效甚好。

(五)胁痛

【病案 1】黄某,女,34 岁,工人。2014 年 12 月 8 日初诊。

半年前因与家人吵架受刺激后,患者常感两侧胁肋胀满不适,喜叹息,疼痛时有连及脘腹,嗳气后自觉胁部舒畅。近 2 个月来,胁痛加重,食欲下降,并感喉中有异物,恶心欲吐,经服中药后有所减轻。近 1 周又因情绪波动,胁痛更甚,故来就诊。现症见:两侧胁肋胀痛不适,以右侧为甚,不喜按揉,头、眼胀痛,食少眠差,大便秘结,小便黄。月经提前,血色暗,有血块。舌红,舌边、尖有瘀点,苔薄黄,脉弦细。

中医诊断 胁痛,证属肝郁化火兼血瘀型。

西医诊断 肋间神经痛。

治疗 穴取膻中及双侧太阳、支沟、期门、肝俞、血海、三阴交、太冲。太阳、支沟、太冲三穴以三棱针点刺,用手挤压出血 3 ~ 5 滴。期门用皮肤针叩刺加拔罐,余穴各刺 5 ~ 8 针,用 2 号火罐拔罐,留罐 15 分钟,每 3 日治疗 1 次。

二诊(2014 年 12 月 19 日) 经 3 次治疗后,患者自觉头痛、眼胀减轻,胁肋部舒畅,大便好转。继续给予上述方法治疗。

经 6 次治疗后,患者胸胁部疼痛消失,月经如常,临床治愈。

按语 该患者之胁痛是与人争吵、生气发怒所致,怒则伤肝,导致肝郁气滞血瘀,郁久化火,可见大便秘结、小便黄赤,舌红,苔薄黄。热扰心神则眠差,郁热循经上扰头面则见头、眼胀痛。肝木横克脾土,可见食欲下降、恶心、呕吐等症。气滞血瘀,故见月经色暗、有血块。治宜疏肝解郁、活血化瘀、清肝泻火。取期门、肝俞、太冲疏肝解郁;血海、三阴交活血化瘀;膻中理气止痛;支沟可疏导三焦之气,为治疗胁肋疼痛之要穴;患者有头目胀痛,故选局部太阳以祛瘀止痛。各穴采用刺络拔罐,共达祛瘀通络止痛之功。

【病案 2】 樊某,女, 33 岁,工人。2015 年 9 月 21 日初诊。

患者 10 天前因运动过量出现左侧胁肋部疼痛不适,触压时疼痛更甚,卧床翻身时疼痛加重。食纳可,睡眠欠佳,二便调,月经正常。右侧第 6、7 肋弓处略高于左侧,压痛明显。辅助检查:胸肋骨 X 线片未见异常。舌暗,苔薄白,脉弦细。

中医诊断 胁肋疼痛,证属气血瘀滞型。

西医诊断 肋软骨炎。

治疗 穴取胁肋疼痛处散刺出血,各刺 5~8 针,用 2 号火罐拔罐,留罐,出血量为 1mL。取双侧外关、阳陵泉以毫针针刺,用平补平泻法,隔日治疗 1 次。

患者经 1 次治疗后,即感局部疼痛明显减轻。共经 3 次治疗,症状消失,临床治愈。

按语 该患者由于运动过量,损伤气血,致气滞血瘀,瘀滞于胁肋部经脉而出现疼痛,故法当祛瘀通络。取疼痛局部血络明显处,采用三棱针点刺出血并加拔罐,以去除局部之瘀滞,配合针刺外关、阳陵泉以疏通少阳经气。二法同用,共达祛瘀通络痛止之效,经 3 次治愈。由本案发现,对于经脉瘀滞之痛证,采用刺络放血疗法于瘀滞处直接治疗,收效甚快。

(六)痛经

【病案 1】 庞某,女,21 岁,学生。2018 年 10 月 17 日初诊。

患者平素体质虚弱,13 岁月经初潮,每次月经前 1~2 天及月经期间小腹疼痛,均需服用止痛药方能减轻,被诊断为"原发性痛经"。本次月经期气温骤降,加之外出爬山游玩,未做好保暖,导致腹痛加剧,不能直立行走,恶心、呕吐,双手捂腹。经血点滴而下,经色紫黑,有血块。查体:面色苍白,四肢冰冷,小腹疼痛拒按。舌暗红,苔白少,脉沉细涩。

中医诊断 经行腹痛,证属气虚血瘀型。

西医诊断 原发性痛经。

治疗 穴取十七椎、阿是穴(骶部暴露的络脉及敏感点)及双侧次髎、地机、三阴交、血海、大敦、隐白、太冲。十七椎、次髎、阿是穴常规消毒后,用三棱针点刺出血,并于刺络处拔罐,留罐 12~15 分钟,出血 3~5mL。余穴常规针刺治疗,以平补平泻手法,留针 30 分钟。针后于次髎、十七椎处行艾灸治疗,每穴灸20 分钟。隔日治疗 1 次。

治疗结束后,患者自觉小腹疼痛明显缓解,可直腰行走。后继续采用针刺及艾灸治疗 3 个月经周期,嘱其经期内注意防寒保暖,痛经未复发,临床治愈。

按语 原发性痛经的主要病因为先天禀赋不足,精气亏虚,寒诱而发。寒为诱因,气虚血瘀为根本因素。本病病位在胞宫,与冲、任二脉及肝、肾关系密切。主要病机在于素体气虚,寒凝血瘀,更值经期前后,冲、任二脉气血的生理变化急骤,导致胞宫的气血运行不畅,不通则痛,故使痛经发作。正如《诸病源候论》曰:"妇人月水来腹痛者,由劳伤血气,以致体虚,受风冷之气,客于胞内,损冲任之脉……其经血虚,受风冷,故月水将来之际,血气动于风冷,风冷与血气相击,故令痛也。"患者平素体质虚弱,经期感受寒邪,寒客冲任,与血搏结,以致气虚血瘀而发痛经。刘少明老师认为,原发性痛经与络脉病变密切相关,络脉以"通"为用,刺络疗法可达到经络通、瘀血去、新血生、气血运行畅达、疼痛之症自消的效果。十七椎、次髎及局部阿是穴是治疗痛经的经验效穴,单用即效。次髎既可以壮腰肾,又具有理气止痛、化瘀调经的作用,故三棱针点刺次髎放血,不仅可以增强膀胱经与肾经的联系,还可调肾之阴阳,理胞宫之气血,而且可以激发肾中命门之火对胞宫的温通作用,胞宫温暖,瘀络得通,则疼痛自缓。

【病案 2】王某,女,22 岁,学生。2014 年 5 月 17 日初诊。

患者 4 年间常于月经前三四天及经来时小腹痛,疼痛时难以自已,曾服乌鸡白凤丸及针刺治疗,疼痛有所减轻,现仍经来腹痛。月经 28 天一至,经期 5 天,量可,色暗,有血块。刻下为月经前 2 天,小腹疼痛,伴手足发凉,饮食不当后即腹泻,自感乏力。查体:精神可,面色正常。舌体略胖,舌淡,苔薄白,脉细缓。

中医诊断 痛经,证属寒凝血瘀型。

西医诊断 功能性痛经。

治疗 穴取腰骶部血络明显处及双侧次髎、肾俞、大肠俞。取次髎及腰骶部血络明显处以三棱针点刺出血,用 2 号火罐拔罐,留罐 10 分钟,隔日治疗 1 次。后取肾俞、大肠俞行隔姜灸,每日治疗 1 次。

二诊(2014 年 5 月 20 日) 正值经期第 2 天,经 4 次治疗后,患者痛经消失,手、足较前有所回温,腹泻及乏力亦较前有所改善。据证,停止治疗,嘱其待下次月经前第 5 日开始第 2 个疗程的治疗。

此患者在第 2 个疗程时,刺血方法、取穴同前,隔姜灸分两组取穴,一组取天枢、气海、关元,另一组取肾俞、大肠俞,两组穴交替使用,每日用一组,直至痛止。该疗程共治疗 4 次,在治疗期间至月经来至,患者均未发生痛经,手、足冷感消失,腹泻亦未发生。3 个月后电话随访,患者自述痛经未发,临床治愈。

按语 该患者的痛经与寒邪有关,其特点为经来手、足发凉,饮食不当即腹泻。痛经是女性,特别是年轻女性常见病之一,本病的发生与冲任、胞宫的周期性生理变化密切相关。主要病机在于邪气内伏或精血素亏,更值经期前后冲、任二脉气血的生理变化急骤,导致胞宫的气血运行不畅,"不通则痛";或胞宫失于濡养,"不荣则痛",故使痛经发作。该患者月经色暗,有血块,寒凝血瘀,故用三棱针点刺出血以祛瘀通络,再选取隔姜灸之法以温阳散寒通络。二法同用,以达散寒、祛瘀通络止痛之效。故该患者经两个疗程的治疗,困扰多年的痛经即愈。

【病案 3】霍某,女,24 岁,学生,2015 年 4 月 16 日初诊。

患者 14 岁月经初潮,8 年来每次每月经来潮时,小腹剧痛难忍,伴反酸、恶心、呕吐,诊断为"原发性痛经"。曾经多方治疗,服用止痛药或小腹部热敷等,症状有所好转,但未能坚持治疗。此次月经来临 1 天,复感小腹疼痛,痛引腰骶,伴胸胁、乳房胀痛不适,恶心欲吐,反酸,月经色暗,有暗红色血块。查体:患者面色苍白,舌暗有瘀点,苔薄白,脉弦涩。

中医诊断 痛经,证属气滞血瘀型。

西医诊断 功能性痛经。

治疗 穴取腰骶部血络处及双侧地机、三阴交、太冲、合谷。三阴交、地机常规消毒,用三棱针点刺出血,用2号火罐拔罐,留罐10分钟,出血量为2~3mL,隔日治疗1次。腰骶部血络处常规消毒后,用皮肤针叩刺,待局部出血后加拔罐,留罐10分钟,出血约3mL,每周治疗2次;三阴交、地机、合谷、太冲用毫针针刺,行泻法,15分钟行针1次,留针30分钟,每日治疗1次。

患者刺血后,立感腹部疼痛减轻,呕吐、反酸亦减轻,经3个月经周期治疗后,症状消失,临床治愈。

按语 该患者为典型的气滞血瘀型痛经,故可在其腰骶部见到明显的血络瘀滞处,在此刺络放血可以直接通络止痛,同时配合三阴交、地机刺血可活血化瘀行气、调血通经止痛。肝主藏血,为女子之先天,太冲为肝经之原穴,刺之可疏肝理气、调经理血;合谷为治疗痛经之要穴。各穴共用,以达行气活血、通络止痛之效。

(七)带状疱疹

【病案1】 刘某,女,34岁,工人。2014年3月16日初诊。

患者2天前无明显诱因出现左侧季肋部刺痛,次日起逐渐出现丘疹、水疱,沿左肋间分布,灼热刺痛明显,在外院诊断为"带状疱疹",给予阿昔洛韦等抗病毒药物,效果不明显,来我科求治。现症见:左侧季肋部大片疱疹,呈淡红色、透明,分布面积约6cm×16cm,灼热刺痛难忍。体温37.6℃,自觉口苦、咽干,小便赤,大便干。舌红,苔黄腻,脉弦数。

中医诊断 蛇串疮,证属肝经郁热型。

西医诊断 带状疱疹。

治疗 穴取疱疹局部及周围皮肤,双侧行间、支沟、阴陵泉。疱疹局部及周围皮肤常规消毒后,用皮肤针叩刺,使疱疹破溃,流出淡黄色液体。皮损周围皮肤充血后加拔罐,留罐 10 分钟;行间、阴陵泉、支沟以毫针针刺,行泻法,留针 30 分钟。每日治疗 1 次。同时配合口服龙胆泻肝丸。

患者治疗 1 次后,灼热疼痛明显减轻。经 3 次治疗后,复诊诉未再出现新生疱疹,原刺络拔罐处已部分结痂。共治疗 7 次,随访无后遗症,临床治愈。

按语 该患者为疱疹初发之时,多为肝经郁热、湿热之毒蕴于皮肤所致。"蛇串疮"即是西医学所称的"带状疱疹",中医称之为"缠腰火丹"等。本病多是由情志内伤、肝气郁结,久而化火,肝经火毒蕴积发于躯干。该患者舌红,苔黄腻,脉弦数,治宜泻火解毒、清热利湿、活血止痛。故选取疱疹局部及周围皮肤采取皮肤针叩刺并加拔罐治疗,以起到活血通络、祛瘀泻毒、调畅患处气血之效;支沟为手少阳三焦经穴,阴陵泉为足太阴脾经合穴,两穴共用可达清泻三焦邪热、健脾化湿之效;行间为足厥阴肝经荥穴,具有疏肝泻热之效。配合清肝泻火之中成药龙胆泻肝丸口服,以加强疗效。该患者经治 7 次,疱疹消失,疼痛亦消而告愈。

【病案 2】张某,女,71 岁,农民。2014 年 8 月 31 日初诊。

患者于 40 天前出现右侧大腿内侧带状疱疹,经西医抗病毒等药物治疗 7 天后,疱疹消失,但大腿内侧疼痛未消失,至今仍存在,故来我科治疗。现症见:右侧大腿内侧如刀割样疼痛,触碰后疼痛更甚。食纳可,睡眠可,二便调。查体:右侧大腿内侧可见一 4cm×20cm 的色素沉着带,触痛明显。舌暗,苔白,脉细。

中医诊断 蛇串疮,证属气滞血瘀型。

西医诊断 带状疱疹后遗神经痛。

治疗 穴取双侧箕门、冲门、血海、足三里。以毫针针刺得气后,用电针,密波,留针 40 分钟,每日治疗 1 次。

二诊(2014 年 9 月 3 日) 经 3 次治疗,患者自述症状未改善,现伴有右侧大腿外侧向下至足跟部发痒及不适感,舌脉同前。遂改变方案,穴取患侧下髎、秩边、臀横纹处皮三针,带电针。针后,于右侧大腿内侧皮损疼痛处行皮肤针重度叩刺出血,于所叩之处拔罐 2 或 3 个,放出血液共约 5mL。每日治疗 1 次。

三诊(2014 年 9 月 7 日)　共按二诊方治疗 4 次,患者自述大腿外侧瘙痒不适感消失,右侧大腿内侧刀割样疼痛减轻,麻木感亦减轻,其疼痛、麻木区域缩小如鸡蛋大小。效不更法,继续按上法治疗,疼痛局部叩刺后不加火罐。

四诊(2014 年 9 月 13 日)　共治疗 12 次后,患者自述症状消失,故停止治疗,临床治愈。嘱患者注意营养、劳逸结合。

按语　该患者腿部疼痛由带状疱疹引起,虽疱疹已消,但疼痛仍在,且疼痛难忍。首诊因患者为老年女性、身体消瘦,判断为气血亏虚,不荣则痛,故取冲门、血海、足三里以养血和血,局部皮三针以通络止痛。但经过 3 次治疗,效果不佳,患者仍疼痛难忍,如刀割,且又新增皮肤瘙痒之症。查舌暗,调整思路,患者虽呈现正气不足之征,但邪实尤在,邪气不去,正气难复,新血难生,患肢经脉肌肤失养,复见瘙痒难忍。据此则以祛邪为主,故采用刺络拔罐之法,将瘀血邪毒除去,新血方生,患者症状大减,此患者共经 12 次治疗病痛消除。

【病案3】邹某,男,34 岁,医务人员。2020 年 3 月 11 日初诊。

患者发病前时有头部疼痛,近 3 天来,左侧眉棱骨、额头疼痛伴瘙痒麻木,逐渐出现左侧头皮上散在疱疹,色红、瘙痒,就诊于某医院神经内科门诊,行头颅 MRI 平扫未见明显异常。未明确诊断,未治疗。自行考虑为带状疱疹,口服营养神经及抗病毒药物。后至我院皮肤科就诊,该科医生考虑为带状疱疹,因瘙痒,建议外用炉甘石洗剂。经治疗后,患者仍感左侧额头疼痛、瘙痒、麻木无明显变化,遂就诊我院针灸科。患者平素易熬夜,喜食辛辣,并述家中暖气较热。现症见:左侧头皮上散在疱疹,色红、瘙痒,双耳后乳突疼痛。查体:左侧头皮上散在疱疹,色红,双侧乳突压痛(+)。舌红,舌下脉络迂曲,苔薄、黄腻,脉弦滑。

中医诊断　蛇串疮,证属肝经郁火兼气虚型。

西医诊断　带状疱疹。

治疗　穴取左侧额头(疱疹处)及双侧行间、足三里、阴陵泉。上述部位以碘伏严格消毒后,予以注射器针头点刺左侧额头(疱疹处)、双侧行间,其中左侧额头加拔罐,出血量为 5mL,行间点刺后挤压出血 1mL。足三里、阴陵泉常规针刺。

二诊(2020 年 3 月 12 日)　治疗第 2 日,患者双侧乳突压痛明显,取双侧完骨刺络放血拔罐,出血量 4～5mL。

三诊(2020 年 3 月 13 日) 治疗第 3 日,继续于左侧额头(疱疹处)、双侧行间点刺放血,操作如前,左额头出血量约 3mL,行间出血量约 1mL。足三里、阴陵泉继续常规针刺。此后患者未再新发疱疹,临床治愈。

按语 患者为青年男性,素来体健,久居家中熬夜,以致机体正气不足。饮食上过食辛辣厚味则致脾经湿热内蕴。此外患者因冬季取暖,感受暖气之火热时毒,以致引动肝火,虽有本虚,但以标实为主。在治疗选穴原则上,刘少明老师认为,治疗首当直达病所,遂取左侧额头疱疹处;其次当疏肝泻热,"荥主身热",遂取足厥阴肝经之行间。足厥阴肝经行间为荥穴,五行属火,疏肝泻热之力尤甚;且肝五行属木,依"实则泻其子",则力主选取该穴。辅以常规针刺足三里、阴陵泉以提升机体正气,治其本虚。

二、周围性面瘫

【病案 1】杨某,男,63 岁,退休职工。2014 年 4 月 28 日初诊。

患者 3 天前因受风,自觉左侧面部僵硬,出现嘴角向右歪斜、左侧额横纹消失、眼睑闭合不全、漏睛 2mm、舌头僵硬等症状,为求治疗,遂来我院就诊。除现有面部症状外,患者自觉耳后疼痛,舌前 2/3 味觉减退,刷牙漏水,吃饭夹食。舌淡,苔薄白,脉细弦。

中医诊断 面瘫,证属风寒袭络型。

西医诊断 周围性面神经麻痹。

治疗 穴取翳风,用三棱针点刺 5～8 针,并放出血液 3～5mL,隔日治疗 1 次;毫针针刺双侧合谷、风池、外关,针用泻法;艾灸面部及大椎、风池,每日治疗 1 次。配合口服维生素 B_6、维生素 B_2 及甲钴胺胶囊营养神经。

二诊(2014 年 5 月 6 日) 经过 6 次治疗,患者耳后疼痛消失,舌部味觉较前明显恢复,面部症状稍有改善,舌略红,苔薄黄,脉细弦略数。于阳白、攒竹、四白、颊车、地仓、牵正、太阳、迎香中每次选取 4 个穴位交替使用,以粗毫针点刺 2 或 3 下,配合闪罐;大椎以三棱针点刺 2 或 3 下,并拔罐出血;针刺合谷、曲池。每日治疗 1 次。

三诊(2014 年 5 月 17 日) 患者症状较前明显好转,继续治疗。

该患者经过 3 个疗程,症状消失,临床治愈。

按语 该患者初来之时为感受风寒之邪,外邪侵袭面部经脉,经筋受阻,故出现口角㖞斜之面瘫,以祛邪通络、疏风散寒为法。翳风刺络,配合针刺风池、合谷、外关。针后加灸大椎、风池,以助祛风散寒。二诊时,患者有风寒入里化热之象,治疗除祛邪通络之法外,还应以清热散风为法,故于面部局部取穴刺络,同时配合大椎刺血,针刺合谷、曲池以泻热。该患者经过 3 个疗程的治疗,症状消失。

【病案 2】 刘某,男,21 岁,学生。2015 年 4 月 13 日初诊。

2 天前因劳累、复感风邪后,患者出现右侧面部僵硬不适,张口时口角向左侧歪斜,刷牙时漏水,右侧眼睑闭合不全,流泪。口味减退,吃饭夹饭,耳后未出现疼痛。自行服用维生素 B_1、维生素 B_6,自感症状未变化,故前来我科就诊。现症见:患者右侧眼裂增大,右侧口角下垂。闭眼时,眼睑闭合不全;龇牙时,口角向左侧歪斜,余症状同前。食纳可,睡眠佳,二便调。舌红,苔黄略厚腻,脉弦略数。

中医诊断 面瘫,证属风热外袭型。

西医诊断 周围性面神经麻痹。

治疗 穴取患侧翳风及双侧大椎、风池、曲池、合谷。翳风、大椎、风池以三棱针点刺出血,各刺 5～8 针,共出血 2mL,隔日治疗 1 次;针刺曲池、合谷,针用泻法,隔日治疗 1 次。

二诊(2015 年 4 月 22 日) 患者经过 4 次治疗,自述右侧口角漏水明显改善,味觉有所恢复,面部症状较前有所减轻,但仍有口角向健侧歪斜,右眼睑闭合不全,鼻唇沟变浅。舌红,苔黄略厚腻,脉弦略数。针对面部症状,取患侧阳白、迎香、颊车、地仓,以粗毫针点刺出血,针刺双侧曲池、合谷、丰隆,隔日治疗 1 次。

该患者经过两个半月的治疗,症状消失,口角恢复如常,临床治愈。

按语 该患者面瘫系风热外袭,侵犯面部经筋,致使经筋失养,口眼㖞斜。初期以祛邪通络、清风热为法,故刺血翳风、风池、大椎,并配合针刺曲池、合谷、以疏导阳明之经气。该患者经 4 次治疗后,症状有所恢复,于恢复期再针对面部症状,着重以疏导局部经气、通络为主,故取阳白、迎香、地仓、颊车等穴,用粗毫针点刺出血以祛瘀通络。瘀血得去,新血得生,面部经筋得养,则患者经过 2 个多疗程的治疗,以痊愈告终。

【病案3】 苗某,女,51 岁,工人。2015 年 4 月 27 日初诊。

患者自述 4 天前因感冒引起左侧耳后抽痛、口角歪斜、眼睑闭合不全及额纹消失。现患者精神一般,伴有头痛、咳嗽、咯白痰、流涕,咀嚼乏力,味觉无改变,刷牙漏水,鼓腮受限,微有耳鸣。舌淡,苔薄白,脉浮紧。

中医诊断 面瘫,证属外感风寒型。

西医诊断 周围性面神经麻痹。

治疗 穴取大椎,患侧翳风、太阳及双侧风池、肺俞、合谷。于翳风、太阳周围络脉明显处点刺放血,各刺 5 ~ 8 针,用 2 号火罐拔罐,共出血 1mL,隔日治疗 1 次;针刺大椎、风池、肺俞、合谷,针用泻法,并于大椎、风池、肺俞处行艾灸,每日治疗 1 次。

二诊(2015 年 5 月 4 日) 经刺血 2 次、针刺 4 次,患者自述感冒症状消失,无咳嗽、咯痰、耳鸣。耳后疼痛消失,面部症状改善不明显。查体:左侧稍见额纹,眼睑闭合不全,口角下垂;龇牙时,人中沟偏斜;口角向右侧歪斜。故治疗于患侧阳白、太阳、地仓、下关处寻找显露血络,以粗毫针点刺出血,配合常规毫针针刺,行低频电针。隔日治疗 1 次。

经过 15 次治疗,患者症状消失,临床治愈。

按语 该患者初来之时,处在面瘫的急性期,且外感风寒之症为著。中医认为,面瘫多为面部脉络气血亏虚,风、寒、热之邪乘虚而入,侵袭面部,伤于卫气而阻遏营血,致经脉气血阻滞、经筋失养、肌肉纵缓不收而成。刘少明老师认为,周围性面瘫的病机关键在于气血阻滞、经脉不通,因此在治疗上是以"通络"为大法,主张采用刺络放血之法为主治之,可达祛瘀通络、活血养血、调和气血之效。故采用刺络放血,同时配合针刺、艾灸大椎、风池、肺俞、合谷,以解表散寒、宣肺通络。患者经治疗后,感冒症状缓解,但面部症状仍在,说明风寒之邪已除,但经络气血阻滞仍存在,故继续予以刺络放血,配合常规针刺治疗,以祛瘀通络、调和气血。

【病案4】马某,女,31 岁,工人。2014 年 8 月 7 日初诊。

患者因受风寒,于 6 天前晨起时觉右侧面部僵硬、浮肿,右侧眼睑闭合不全,伴流泪及饮水后有漏出。遂前往当地县医院诊治,给予五官超短波、红外线和激光等治疗,具体用药不详。为求进一步诊治,遂来我科就诊。查体:右侧额纹变浅,眼睑闭合不全,迎风流泪。右侧鼻唇沟变浅,鼓腮漏气,龇牙示口角偏向健侧、人中沟偏斜。耳后乳突无压痛。寐安,纳可,二便调。舌红,苔薄,脉略数。

中医诊断 面瘫,证属外感风寒型。

西医诊断 周围性面神经麻痹。

治疗 穴取患侧翳风及双侧风池、合谷、外关。于患侧翳风处刺血 5 ~ 8 针,用 2 号火罐拔罐并留罐,共出血 1mL;配合针刺风池、合谷、外关,针用泻法。隔日治疗 1 次。

二诊(2014 年 8 月 15 日) 经 3 次治疗,患者自述面部症状略有改善,但仍有右侧眼睑闭合不全、迎风流泪等面部症状。舌红,苔薄,脉数。针对面部症状,取阳白、攒竹、四白、颊车、地仓、牵正、太阳、迎香,上述各穴每次选取 4 个,交替使用,粗毫针点刺 2 或 3 下,配合闪罐,并针刺合谷、曲池。每日治疗 1 次。

患者共经过 16 次治疗,面部症状完全消失,临床治愈。

【病案5】肖某,女,43 岁,教师。2015 年 3 月 30 日初诊。

患者于 2015 年 3 月 2 日受风后出现眼周肌肉跳动,几日后逐渐出现左侧面部不适、额纹消失、眼睑闭合不全、鼻唇沟变浅、嘴角歪向右侧、耳后有压痛。遂去当地医院就诊,诊断为"周围性面神经炎,低血钾"。给予输液、服药(地巴唑、脉络通、弥可保、维生素等)、针灸治疗后有所好转。现眼睛偶有流泪,嘴角歪向右侧,遂来我科进一步诊治。素来纳可,寐安,二便调,月经正常。查体:血压为130/80mmHg。患者神志清,精神可,面色红润有光泽。舌红,苔薄黄,脉细数。

中医诊断 面瘫,证属风热袭络型。

西医诊断 周围性面神经麻痹。

治疗 穴取患侧阳白、攒竹、四白、颊车、地仓、牵正、太阳、迎香及双侧合谷、曲池。每次选取面部局部腧穴 4 个，交替使用，各穴采用粗毫针点刺 2 或 3 下，配合用 2 号火罐拔罐并留罐，大椎以三棱针点刺 2 或 3 下，并拔罐出血，配合针刺合谷、曲池，用平补平泻法。

二诊（2015 年 4 月 12 日） 经 10 次治疗后，患者面部症状较前明显改善，左侧眼睛流泪症状消失。继续按原方案治疗，并加针刺足三里，用平补平泻法。

该患者共经过 2 个疗程 20 次治疗，面部口眼症状消失，临床治愈。

按语 病案 4 的患者初来就诊时，正值面瘫急性期，按照刘少明老师治疗面瘫的经验，此时应以祛邪为主，故予以翳风刺络放血、祛瘀通络。二诊时，患者症状仍存在，故此时针对局部眼、口的症状采用粗毫针点刺出血，配闪罐以通络、调和气血。且患者表现为温寒入里化热之象，故采用针刺曲池、合谷以散风祛热，故经过近 2 个疗程的治疗，患者症状完全消失。

病案 5 的患者来时正值恢复期，此期治疗是针对局部症状刺络闪罐，并配合针刺足三里益气扶正为主，故该患者也经过 2 个疗程的治疗而告愈。

【**病案 6**】王某，女，50 岁，农民。2015 年 9 月 13 日初诊。

10 天前，患者无明显诱因出现左耳及左颈前至胸部的疼痛，后见局部皮肤出现疱疹，病发 3 天后患者出现左侧口角歪斜伴左眼睑闭合不全，疱疹局部疼痛难忍。外院诊断为"带状疱疹"，给予消炎、抗病毒等对症处理，疗效欠佳。现患者左耳疱疹处疼痛难忍，疼痛范围以左耳、左侧颈部及左胸前处为著，呈放电样、撕裂样疼痛不适。左眼裂增大，眼睑闭合不全，左侧口角向右侧歪斜。疼痛于夜间发作频数，严重影响睡眠。面神经功能评定：左侧面部 House Brackmann Ⅲ期。VAS 疼痛评分为 8 分。辅助检查：面部肌电图示左侧面神经中 – 重度损害。查体：痛苦面容，面色晦暗，左眼裂增大，额纹、鼻唇沟消失，左侧口角下垂，示齿、口角向右侧偏斜，左侧耳后可见一蜘蛛状迂曲血络。舌暗，苔黄厚腻，脉弦数。

中医诊断 面瘫，证属痰瘀阻络型。

西医诊断 亨特氏面瘫（左侧）。

治疗 穴取左侧耳后瘀络处、左颈侧及左胸部皮损处。采用刺络联合电针疗法,瘀络处用一次性 7 号注射针头点刺 5 下,并拔罐,放出约 4mL 血液;左侧颈部及左胸部皮损处用皮三针,并各带一组电针,密波,留针 30 分钟。面部按面瘫常规针刺,每日治疗 1 次,10 次为 1 个疗程。

二诊(2015 年 9 月 14 日) 治疗 1 次后,患者自述疼痛较前明显减轻,继续按上法治疗。

三诊(2015 年 9 月 16 日) 患者自述耳后及疱疹局部疼痛均消失,仅留有颈侧不适感,左侧面瘫症状同前。查舌苔、脉象可见舌暗,苔黄略厚,脉弦数。采用三棱针点刺阳白、颧髎、下关、颊车等,配以火罐,放出少量血液,在胸部及颈侧不适处采用皮肤针重度叩刺出血,隔日治疗 1 次;后按面瘫常规针刺配电针治疗,每日治疗 1 次。

共经过 3 个疗程的治疗,患者临床治愈。

按语 该患者为带状疱疹引起的面瘫,即所谓的亨特氏面瘫,该病损伤较重。亨特氏面瘫发生后,面神经发生完全变性的概率远高于贝尔氏面瘫,治疗上需要高度重视。《灵枢·经筋》云:"其病卒口僻,急者目不合……引颊移口"。该病是由于体虚卫外不固,风热或疫毒之邪乘虚入中面部经络;或肝经郁热,肝胆之火循经上炎致耳目疼痛;耳部疱疹导致面部气血痹阻,经筋功能失调,筋肉失于约束出现㖞僻。治宜疏风清热、活血止痛、解毒。患者耳后出现蜘蛛样络脉,可见瘀阻血络,其位置靠近翳风穴,以刺络放血治疗,可激发经络之气,调整脏腑气血,亦合"治风先治血,血行风自灭"之意。用三棱针点刺阳白、颧髎、下关、颊车等穴,配以火罐,使之达到血出邪尽、血气复行之目的。针刺面部腧穴可疏调局部经筋气血、活血通络。本病程度较重,同时受疱疹影响,根据经络辨证,采用刺络配合电针治疗,该患者经过 4 个疗程的刺血配合针刺治疗后好转。

【病案 7】 强某,女,57 岁,农民。2015 年 5 月 17 日初诊。

患者 1 个月前因受寒,于次日晨起时发现左侧口角歪向右侧,伴鼻唇沟变浅,耳后乳突处疼痛。仅在私人诊所服用药物治疗,效果不明显。现为求进一步诊治,遂来我科。现症见:左侧额纹消失,左侧眼睑闭合不全,鼻唇沟变浅,左侧口角歪向右侧,左侧眼泪增多,无耳后疼痛及味觉改变,余无异常。查体:面色晦暗,血压:120/80mmHg。舌淡暗,苔薄白少津,脉沉弦细。

中医诊断 面瘫,证属气虚血瘀型。

西医诊断 周围性面神经麻痹。

治疗 穴取患侧攒竹、翳风、牵正、地仓、阳白、颊车、迎香、承浆。上穴分两组交替使用,用粗毫针于各穴处点刺3~5下,以出血为度,并于局部闪罐。随后采用艾条温灸关元、气海,并配合针刺双侧合谷、足三里,每日治疗1次。该患者经10次治疗而痊愈。

按语 该患者起初为感受风寒而致面部经气受阻、经筋失养,出现口角歪斜,又因失治,1个月后方来就诊。来时患者正值该病的后遗症期,此时病程相对已久,其特点为正虚邪恋,气虚血瘀,治以益气通络、和调气血。刘少明老师认为,此期仍可采用刺血疗法,达祛瘀生新之目的,正如张从正所言"先论攻其邪,邪去而元气自复也",且根据该患者之舌脉可知,其血瘀之证仍较明显,故刺血后加拔罐,增加祛瘀之效。配合温灸关元、气海,针刺合谷、足三里,以健脾益气、扶助正气。以上各法同用,攻补兼施,正气得复,邪气已去,故在短时间内就可治愈。

【病案8】杨某,女,65岁,退休。2014年8月12日初诊。

患者于2个月前晚上受风后感觉右侧面部不适,后逐渐出现右侧面部抬眉、耸鼻无力,右侧眼睑闭合不全,口角向左侧歪斜。到外院经口服中药、针灸、输液、外敷治疗,均无明显效果,现为求系统治疗,故来我科诊治。患者自发病以来耳部无疱疹、耳鸣、发热等症。现症见:右侧面部抬眉不能,耸鼻无力,右侧眼睑闭合不全,口角向左侧歪斜,右侧嘴角夹食,无漏水,右侧面部发紧,耳后轻度疼痛不适。舌红,舌边有齿痕,苔白腻,舌底脉络迂曲,脉沉细。

中医诊断 面瘫,证属气虚痰瘀内阻型。

西医诊断 周围性面神经麻痹。

治疗 中医以活血化瘀、祛痰通络为原则,给予针灸治疗,西医静脉滴注丹参川芎嗪注射液,结合营养神经、扩血管(给予马来酸桂哌齐特注射液)药治疗。穴取患侧阳白、睛明、攒竹、太阳、下关、颧髎、上迎香、迎香、地仓、颊车、翳风、双侧曲池、外关、合谷。以上穴位用毫针针刺,用平补平泻手法。每日治疗1次,每周5次。

二诊(2014年8月27日) 经1个疗程的治疗后,患者右侧抬眉略微有力,耸鼻较前略有改善,右侧眼睑仍闭合不全,口角向左侧歪斜较前好转,仍有嘴角夹食。舌红,苔白腻,舌底脉络迂曲,脉沉细弦。本次治疗分两组取穴,一组为大椎及右侧翳风;另一组为右侧下关、牵正。每日选取1组刺血,每穴出血1~3mL,两组交替使用。每周5次,休息2天,2周为1个疗程。

治疗1周后,患者抬眉、耸鼻、口角歪斜较前明显好转,面部发紧不适感消失,耳后亦无疼痛。继续治疗1个疗程后,患者抬眉稍弱,示齿略有歪斜,后给予患者阳白、地仓刺血3次,患者抬眉力、示齿量有进一步改善,好转出院,临床显效。

按语 该患者前来就诊时已有2个月病史,处于面瘫的恢复期。又根据患者症状及舌脉,判断其为气虚痰瘀内阻,故给予中医针刺,以活血化瘀、祛痰通络,并配合西药治疗。经1个疗程治疗后,患者症状虽有所改善,但总体效果甚微。根据舌脉,发现患者瘀滞之证仍明显,刘少明老师认为,此时应以祛瘀通络为主,采用针刺已不能达到祛瘀之效,故以刺络放血为最佳疗法。患者舌红,说明瘀滞已久,瘀而化热,故穴取大椎刺血以清热,翳风、下关、牵正、阳白、地仓刺络放血有祛瘀通络之效。又经1个疗程的治疗,效果显著。

【病案9】卢某,男,49岁,教师。2015年11月15日初诊。

患者1年前饮酒后乘车受凉,出现右侧面部僵硬不适,次日晨起时出现右侧面部活动不灵活、闭目不全、抬眉无力、额纹、鼻唇沟消失,耸鼻右侧力弱,口角向左侧歪斜,舌前2/3味觉减退,并出现吃饭夹食、饮水漏水、鼓腮漏气等症,无耳后疼痛及听力改变。某三甲医院诊断为"周围性面神经麻痹",肌电图显示面神经严重损伤,给予营养神经、改善循环及针灸、贴敷膏药等治疗。因工作繁忙,间断性治疗1年,未见明显好转,遂来我院就诊。现症见:右侧面部活动不灵活,伴面部僵硬感,右侧抬眉、耸鼻无力,闭目不全,右侧口角鼓腮漏气,人中沟歪向左侧,易困倦、乏力。舌暗,少苔,舌下脉络迂曲,脉细涩。

中医诊断　顽固性面瘫,证属气虚血瘀型。

西医诊断　周围性面神经麻痹。

治疗　穴取患侧阳白、太阳、口禾髎、地仓、颧髎、颊车。以上部位常规消毒后,先用梅花针以穴位为中心叩刺至渗血,再给予拔罐治疗,留罐10～12分钟。每周治疗2次。

二诊(2015年12月3日)　患者经5次治疗后,右侧面部活动功能明显好转,抬眉有皱纹,闭眼时眼裂较前变窄,鼓气不漏气,右侧活动较前好转,面部僵硬感较前缓解。右侧口腔黏膜下有条索状筋结。在上法基础上增加口腔黏膜筋结处刺络放血。嘱患者平时避风寒、畅情志、慎起居,配合面部肌肉功能锻炼。10次为1个疗程,治疗2个疗程后,患者面瘫症状明显改善,临床显效。

按语　该患者1年前不慎感受风寒之邪而发病,气血痹阻,经筋功能失调,又因工作繁忙,间断性治疗,使邪滞经络,络脉瘀阻,病邪缠绵,致久病入络形成顽固性面瘫。刘少明老师认为,顽固性面瘫的病因病机多为本虚标实、虚实夹杂,治以舒筋通络、益气补虚、活血化瘀为主。《灵枢·寿夭刚柔论》曰:"久痹不去身者,视其血络,尽出其血。"对于久病多虚、多瘀的患者,他还强调"瘀血不去则新血不生,瘀血去则新血自生",采用刺络拔罐疗法以活血化瘀通络、祛瘀生新。穴取阳白为足少阳经穴,刺络放血疗法可活血通络、柔筋缓急。太阳为经外奇穴,是针灸治疗顽固性面瘫的常用穴,能起到舒筋活络、平衡阴阳的作用。口禾髎属于手阳明大肠经的穴位,位于鼻唇沟附近,在此处放血可改善局部症状。对地仓、颊车刺血,可疏经通络、调理气血,让面部经脉、肌肉得到濡养,进而促进肌肉功能恢复。

【**病案10**】高某,女,29岁,工人。2015年3月28日初诊。

患者2年前因面瘫出现右侧口角歪斜,后在当地行面部膏药贴敷治疗,使用4贴后症状消失,但遗留面部不适,常于冬季及面部受风后感到不适,面部有麻木、虫行感,为求进一步治疗,故来我处。舌淡,苔白,脉细缓。

中医诊断　面风,证属风邪袭络型。

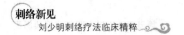

西医诊断 面神经麻痹后遗症。

治疗 穴取双侧合谷、足三里、三阴交。取面部不适处用皮肤针叩刺,各刺5~8针,以渗血为度;余穴以毫针针刺,用平补平泻手法。

患者共经过2次治疗,面部不适感消失,随诊1个月未复发,临床治愈。

按语 该患者因面瘫治愈后遗留面部不适,常于受风后发作并加重。可见该患者为患病时正气亏虚,风邪乘虚而入,侵袭面部经筋皮部,局部气血阻滞,不能濡养肌肤,故感面部麻木不适。风性善行数变,易行而无定处,故患者自感面部有虫行感。根据"治风先治血,血行风自灭"之理,于面部局部行皮肤针叩刺,使局部气血得通,风邪随血得泄。再配合针刺合谷、足三里、三阴交,以健脾和胃、养血扶正,故患者经2次治疗,症状全消。

三、中风

【病案1】 陈某,男,70岁,工人。2013年4月7日初诊。

患者2个月前某天晨起后突发左侧肢体不遂、言语不利、口角歪斜,急诊行头颅CT,结果示右侧外囊区出血。经手术治疗遗留左侧肢体活动障碍,偶有饮水呛咳、咳嗽、咯白色黏痰。自觉记忆力减退,食纳一般,喜食肥甘厚腻之品。查体:咽反射消失;左侧肢体肌力1级,肌张力减弱,腱反射减退,左侧肢体深、浅感觉减退;左下肢巴宾斯基征(+)。Brunnstorm分期为Ⅱ期。舌暗,苔白,脉弦滑。

中医诊断 中风(中经络),证属痰瘀阻络型。

西医诊断 脑出血恢复期。

治疗 采用中西结合治疗。西医以控制血压、营养脑细胞、改善脑供血、支持对症处理为原则。中医采用刺络放血与针刺相结合。穴取金津、玉液、百会、印堂及双侧少商、隐白,各穴以三棱针点刺出血,每穴出血约0.5mL,隔日治疗1次。再取廉泉、患侧迎香、肩髃、曲池、外关、合谷、风市、阳陵泉、足三里、丰隆、解溪、昆仑;廉泉采用合谷刺,不留针。余穴针刺,用平补平泻法,并加电针治疗,每日治疗1次。

经过 2 个月的治疗,患者自述左侧肢体无力症状较前好转,语言较前灵活,无明显头木、头晕及肢体麻木等症,夜寐可,食纳可,二便正常。查体:血压 120/80mmHg。左侧肢体肌力 3 级,肌张力 1 级,Brunnstorm 分期为Ⅳ期。症状明显改善,显效。

按语 该患者为老年男性,既往嗜食肥甘厚腻之品,脾失健运,痰浊内生,日久致瘀血内停,痰瘀互结,阻于经络,辨病为中风(中经络)。颜面晦暗无华、舌暗、苔白、脉弦滑等均为痰瘀阻络证之表现,治宜化痰祛瘀通络。采用刺络放血疗法取金津、玉液通舌窍,百会、印堂通络开窍醒神。遵"治痿独取阳明"之理,取阳明经穴针刺,以通经活络,改善肢体气血运行。络通气血得行,经脉得养,功能方能可恢复。

【病案 2】贺某,男,70 岁,农民。2013 年 5 月 13 日初诊。

患者 1 年前无明显诱因出现双侧肢体麻木不适,伴活动障碍,于外院检查为"左侧额叶、双侧半卵圆中心腔隙性梗死",经对症治疗后活动改善,但遗留双侧肢体麻木。现自觉双侧肢体乏力,伴僵硬、步态欠稳,记忆力、计算力均减退,Brunnstrom 分期为右侧Ⅴ期。头昏,纳差,夜寐可,小便频数,大便秘结,三四天 1 次。舌淡红,苔白,脉沉弦。

中医诊断 中风(中经络),证属气虚血瘀型。

西医诊断 脑梗死后遗症,痴呆。

治疗 采用中西医结合治疗,口服多巴丝肼、甲钴胺片、叶酸片、阿司匹林肠溶片、瑞舒伐他汀片,静脉滴注天麻注射液、胞磷胆碱钠注射液。配合刺络联合艾灸,取双手、足十二井穴,以三棱针刺血,各穴挤出血 10 滴,每周 2 次。每日给予关元、气海、命门各灸 20 分钟。

二诊(2013 年 5 月 21 日) 经 1 周治疗后,患者双侧肢体麻木减轻,四肢较前有力,记忆力、计算力同前,仍感头晕不适。穴取印堂、百会、大椎及双侧耳尖、心俞,各穴挤出血约 3mL,其中耳尖出血 2mL 左右。

三诊(2013 年 6 月 4 日) 经 3 周治疗后,患者双侧手、足仍有轻度麻木不适感,但四肢较前有力,头昏较前减轻。舌脉同前。穴取百会及双侧背俞穴

（心、肝、脾、胃、肾），以调理脏腑，共出血约 3mL。

治疗 1 周后患者四肢无明显麻木，手、足较前有力，活动反应较前灵敏，无头昏不适，好转出院，显效。

按语 肢体麻木是中风后遗症的常见症状，此类疾病病程较长。久病必虚，血虚经脉失养，气虚血运无力，血行不畅而瘀滞。《灵枢·荣卫生会》提出"荣气虚则不仁，卫气虚则不用，荣卫俱虚则不仁且不用。"该病为本虚标实之证，本虚以气虚、阳虚为主，标实是指瘀血阻络、血脉不通，导致肢体麻木。《伤寒杂病论·中风厉节篇》云："邪在于络，肌肤不仁；邪在于经，即重不胜。"井穴为五输穴之一，为经脉的起止穴，为根部，是阴、阳经相交之处，针刺该处可起到交通阴阳、振奋经气之功。背俞穴是脏腑经气输注之处，选取五脏俞作为刺血部位调理脏腑，可使气血旺盛、经络通畅。因此，在治疗中风后肢体麻木方，用五脏俞联合井穴刺络放血，可起到标本兼治之效。

【病案 3】张某，女，73 岁，工人。2013 年 7 月 10 日初诊。

患者 4 个月前因脑左侧基底节区出血 50mL，导致右侧肢体无力、不能活动，行血肿清除术后，患者遗留右侧肢体肌力减退、深、浅感觉减弱，伴构音障碍，饮水呛咳。查体：神清，构音障碍，吞咽障碍，右侧肢体活动障碍。康复评定：右侧肢体肌力 1 级，肌张力 1 级，Brunnstrom 分期为右侧肢体 I 期。舌淡暗，舌中无苔，脉弦缓。

中医诊断 中风（中经络），证属气虚血瘀型。

西医诊断 脑出血恢复期。

治疗 刺络配合针刺，取患侧少商、隐白及金津、玉液点刺放血，每周 2 次。分两组取穴进行针刺治疗，一组为颊车、上廉泉及右侧肩中俞、肩髃、手三里、合谷、髀关、丰隆、阳陵泉、三阴交，另一组为地仓、水沟、下廉泉及右侧肩贞、曲池、外关、血海、风市、悬钟、昆仑、足三里，隔日治疗 1 次，两组穴交替使用。

该患者共经过 30 次治疗后可自行走路，手指灵活度差，康复评定：Brunnstrom 分期为 IV 期，右侧肢体肌力 3 级，肌张力 1 级。嘱其出院后继续行康复治疗，显效。

按语 该患者为老年女性，素体虚弱，脾气亏虚，气不足则瘀血停滞，阻于经络,可见肢体无力、口角流涎、语言不利,治宜益气通络。穴取少商、隐白刺血以行气。金津、玉液为临床经验效穴,点刺该两穴放出适量血液,可使瘀血及各种壅塞之物从经络中疏导排泄,给邪以去路,达到"宛陈则除之"的效果,促进新血生发,濡养舌咽部组织,取"泻中有补"的功效。少商、隐白为井穴,可起到温通经脉、振奋阳气的作用。中风以本虚标实为要,治疗应注重通络,故刺血与针刺配合,加强通络之功,同时再选取健脾益气之穴,补泻兼施,邪祛正复。

【病案4】刘某,男,59岁,干部。2014年5月30日初诊。

患者于2个月前晨起后自觉右侧面部麻木不适,未予以重视。休息后症状稍有缓解,后间断性发作,并于久坐后出现右侧肢体不适感。于外院诊断为"腔隙性脑梗死",给予对症治疗,好转后出院,仍有面部不适伴头痛。现症见:右侧面部、颈部不适,头痛,神志清,精神差,认知功能减退。舌红,苔白腻,脉弦滑。康复评定:双上肢肌力5级,双下肢肌力4级;双侧指鼻试验、跟膝胫试验欠稳准;腱膝反射及跟腱反射(+++)。辅助检查:头颅MRI显示双侧侧脑室旁多发腔梗;脑血管血流动力学检测评估报告提示脑血管痉挛、脑血管管腔狭窄、微循环障碍、脑供血不足。

中医诊断 中风(中经络),证属痰瘀阻络型。

西医诊断 腔隙性脑梗死。

治疗 穴取四神聪、水沟及双侧太阳、风池、少商、隐白、合谷、内关、足三里、三阴交、丰隆、阴陵泉、太冲。四神聪、太阳、风池、水沟、少商、隐白用三棱针点刺出血,每穴出血2或3滴,隔日治疗1次。内关、三阴交、丰隆、阴陵泉、足三里、太冲以毫针针刺,用泻法,每日治疗1次。配合中药化痰通络汤加减,5剂,水煎服。

患者治疗5次后,加刺天枢,共经10次治疗,自觉右侧面部、颈部无明显不适,无头痛,大便复常,临床症状缓解出院,显效。

按语 患者为老年男性,脏腑功能减退,脾胃失司,聚湿成痰,闭阻脉络而发病。患者自发病以来无神昏不自知等意识改变,属"中经络";舌红,苔白腻,脉弦滑,结合舌脉,辨证为风痰阻络型;取少商、隐白为手、足太阴经之井穴,起到醒脑开窍之功。气为血之帅,气行则血行,肺主气,故对肺经井穴少商刺血,可通肺经、祛瘀通络、和调气血。隐白为足太阴脾经之井穴,为太阴、阳明经交接之处,脾胃位于中焦,为气血生化之源,足阳明经为多气多血之经,故主血所生病,刺隐白通调脾胃二经,调阳明之经气,使脾胃和调,气血生化有源,正气得复。二者一通一补,共达益气通络之功。患者经5次治疗后,症状好转。遂于原方案基础上,针刺足三里、天枢以健脾益气、调理肠腑。经治,患者面、颈部不适感及头痛等症状消失,大便复常而出院。

【病案5】张某,女,65岁,农民。2014年6月4日初诊。

1个月前,患者家属发现患者肢体不遂,行走时左侧肢体力弱,上台阶困难,反应极为迟钝,记忆力较前明显减退,其间否认患者有意识丧失、大小便失禁及肢体抽搐等。现患者左侧肢体活动障碍,自觉头部沉闷不适,偶有头部隐痛。自发病以来纳食一般,无饮水呛咳,夜寐一般,大小便正常。既往有高血压病史。查体:血压150/86mmHg,患者神志清醒,精神尚可,语言流利,形体较胖。双侧额纹对称,右侧鼻唇沟变浅,伸舌基本居中。左上、下肢肌力3级,右侧肢肌力4级;肌张力正常,腱反射存在,病理反射未引出。颅脑CT示:①双侧额、顶叶、半卵圆中心、侧脑室旁多发腔隙性脑梗死;②脑白质脱髓鞘病变。康复评定:Brunnstrom分期为Ⅳ期,右侧肢体上肢-下肢:3~4级;肌张力2级(正常)。舌暗红,苔白厚腻,脉细涩。

中医诊断 中风(中经络),证属痰瘀阻络型。

西医诊断 腔隙性梗死。

治疗 刺络配合针刺治疗。穴取四神聪及双侧少商、隐白、太阳、风池,用三棱针点刺出血,隔日治疗1次。再取左侧肩髃、曲池、外关、合谷、风市及双侧足三里、丰隆、三阴交,用电针治疗,每日治疗1次。此外,配合肢体功能锻炼。

经20次治疗后,患者自感头脑较前清晰,记忆力有所改善,左侧肢体力量增加,步态较前明显改善。查体:右侧鼻唇沟较前恢复,左侧上肢肌力4级,下肢肌力4级。症状改善明显,患者要求出院,嘱定期来院复诊,显效。

按语 该患者身体肥胖,嗜食肥甘厚味,易致脾失健运,痰浊内生,日久痰瘀互结经络,气血运行不畅。《灵枢·刺节真邪》云:"虚邪偏客于身半,其入深,内居营卫,营卫稍衰,则真气去,邪气独留,发为偏枯。"痰瘀内阻,气血不能上荣于脑,故见反应极为迟钝、记忆力减退。舌暗红、苔白厚腻、脉细涩均为痰瘀阻络证之表现,治宜祛瘀化痰通络。除取少商、隐白刺血外,另取四神聪、太阳、风池刺血以宣通脑络;取肩髃、曲池、外关、合谷以疏通阳明经经气,疏利上肢经气;足三里、丰隆健脾和胃、化痰通络;三阴交为肝、脾、肾三经交会穴,刺之可健脾、调肝肾,且此三穴位于下肢,刺之又可行气通络、调畅气血。各法同用,可使经络得通、气血调畅、肢体得养,故功能得以快速恢复。

【病案6】王某,男,68岁,农民。2014年6月12日初诊。

患者于8个月前出现右侧肢体活动障碍,当地医院诊断为"脑梗死",经治疗后遗留右侧肢体活动障碍。3个月前患者出现右侧肢体麻木,以肢端明显,右侧肢体活动功能无明显减退,步态欠稳,记忆力、计算力均减退,头昏,纳差,夜寐可,小便频数,大便秘结,3~4天1次。查体:右侧肢体肌力5级,肌张力正常,Brunnstrom分期为Ⅴ期。舌淡红,苔白,脉沉弦。

中医诊断　中风(中经络),证属气虚痰瘀、风痰阻络型。

西医诊断　脑梗死后遗症。

治疗　穴取双侧手、足十二井穴及关元、气海、命门。十二井穴采用三棱针点刺,出血10滴,隔日治疗1次。每日给予关元、气海、命门各灸20分钟。

二诊(2014年6月25日)　经10次治疗后,患者自述右侧肢体麻木减轻,手、足较前有力,记忆力同前,仍感头晕不适。穴取印堂、百会、大椎及双侧耳尖、心俞,上穴行三棱针点刺,各穴共挤出血约1mL,耳尖挤出血10滴。

三诊(2014年7月2日)　又经5次治疗,患者自述右侧手、足无明显麻木不适感,四肢较前有力,头昏较前减轻,记忆力、计算力较前略有好转。穴取心俞、肝俞、脾俞、肾俞、百会以调理脏腑,用皮肤针叩刺渗血为度。

再经治疗1周后,患者四肢无明显麻木,手、足较前有力,反应较前灵敏,无头晕不适,好转出院,显效。

按语　肢体麻木是中风后遗症的常见症状之一,发生于中风偏瘫后,表现为肢体不为所用。偏瘫后久卧伤气，气虚血行不畅，留而为瘀，瘀血凝滞于经络肌肤，导致血脉痹阻发生本病。该患者中风8个月之久，久病入络，治疗以通络为主要原则。《丹溪心法·中风》说："治风之法，初得之，即当顺气，即日久，即当活血。"《集解》亦云："气通则血活，血活则风散"。故刺络放血，一方面应疏通络脉、调和营卫，另一方面应祛风、祛痰。患者伴有记忆力、计算力均减退，头晕，故取印堂、百会、耳尖、大椎、心俞刺络放血，以开窍醒神。背俞穴内联脏腑、外络肢节，以皮肤针叩刺背俞穴，调整脏腑功能，能使患者病情在较短的时间内得到缓解。

【病案7】 赵某，男，65岁，退休。2014年4月21日初诊。

患者半年前患脑梗死，左侧肢体活动不利，1个月前左侧肩部及左上肢出现疼痛，主动或被动活动时尤甚，伴手部肿胀，逐渐加重，服止痛药未见减轻。既往史：高血压病史20余年，冠心病史10余年，3年前脑梗死经针灸等综合治疗，未留后遗症。现症见：左侧肩部疼痛，活动受限，伴左手背及手指肿胀、疼痛，按之凹陷，手部活动受限，被动运动疼痛，需以右手扶持辅助方可移动；肢体远端感觉无异常，患肢皮肤无发红，无破溃。舌暗红，苔白少苔，脉沉细。

中医诊断 痹病，证属气虚血瘀型。

西医诊断 脑梗死后肩手综合征。

治疗 穴取患侧少商、商阳、中冲、关冲、少冲、少泽及双侧肩髃、臂臑、手三里、内关、合谷、血海、足三里、阳陵泉、三阴交、太冲。常规消毒后，先于井穴刺络放血，采用一次性7号针头快速点刺，每个穴位放血7~9滴。余穴采用毫针针刺治疗，用平补平泻法，留针30分钟，每周治疗3次。嘱患者平时配合患肢康复锻炼。

二诊（2014年4月28日） 经3次治疗后，患者自述左手肿胀感明显减轻，左侧上肢疼痛有所缓解。按上法继续治疗，每周治疗3次，共治疗4周，患者左侧上肢疼痛伴手部肿胀症状消失，临床治愈。

按语 中风后肩手综合征属中医"痹病"范畴。中风后气血逆乱，脉络受阻，加之局部多静少动，气虚血脉运行不畅，导致瘀血痹阻、经脉失养、不通则痛。《临证指南医案·诸痛》云:"积伤入络,气血皆瘀,则流行失司。"清代唐容川于《血证论》中论有:"瘀血化水,亦发为肿。"中风后肩手综合征有疼痛、肿胀等多种表现,病程较长、久发而难愈,久病入络,病变范围涉及肩、手、腕关节,病邪入络致瘀凝,络脉不通、筋脉失养而成痛、肿等症。刘少明老师认为,治病必先去除血脉中的瘀滞,采用刺络放血疗法,能够发挥祛瘀生新、补虚养血、疏经通络之功。并且井穴为阴、阳经经气之交接处,脏腑经气之根本,刺之可通调十二经之气。经气得以振奋,则气血循行通畅,肿胀自然消退;通则不痛,荣则不痛,筋肉得以濡养,肩、腕和手肿痛及相应关节活动受限的症状得以有效改善。

四、其他疾病

(一)皮肤病

【病案1】张某,男,24岁,学生。2014年5月14日初诊。

患者半个月前无明显诱因于头面部、手背部、前胸、后背处出现散在扁平丘疹,以前胸和后背为主。皮疹表面光滑,大小自粟粒至绿豆大,略高出皮肤,丘疹呈皮色或淡褐色,偶有瘙痒,搔抓后伴新皮损出现,无疼痛及其他不适。曾用针挑破扁平丘疹进行治疗,但疗效不佳,且创口易溃烂、久不收口。现症见:前胸及后背部散在多发皮色及粉红色扁平丘疹,伴数个溃破扁平丘疹。舌红,苔黄腻,脉弦滑。

中医诊断 扁瘊,证属痰热阻滞、气滞血瘀型。

西医诊断 扁平疣。

治疗 穴取大椎及双侧膈俞。采用一次性5号针头在以上穴位浅刺,刺破皮肤数十下,加火罐留罐10分钟,出血约15mL,每周1次。

治疗1周后,患者自述前胸及后背丘疹减少约一半。现见舌红、苔黄腻较前好转,但脉仍弦滑。继以上方治疗1周后,患者自述痊愈,随访半年未复发,临床治愈。

按语 扁平疣是由人类乳头瘤病毒(HPV)引起的一种慢性皮肤病,发于颜面、手背及臂部，多见于青少年，故又称青年扁平疣，俗称"扁瘊"。其发病与细胞免疫功能失调有关，是发病率较高的损容性皮肤病。中医认为，本病多因风热毒邪搏于肌肤而生，久郁化热，气血凝滞，故日久难愈。本病以邪实为主，治宜清热解毒、活血祛瘀。故取督脉之大椎以泻热，血会之膈俞以活血祛瘀，同时采用刺血疗法，出血量大，以增加清热解毒、祛瘀之功效，故该患者经2次治疗以告痊愈。

【病案2】蒙某，男，56岁，工人。2014年6月12初诊。

患者于2天前无明显诱因于晒太阳后在右侧前臂、背部出现轻度发红、瘙痒，当时未予以处理，第二天双侧前臂背部发红、瘙痒症状难忍，并出现红色丘疹，遂求治于我处。查体：双手食指背侧、上肢背侧及双侧耳后、颈部发红伴丘疹。舌红，苔黄腻，脉濡数。

中医诊断 晒疮，证属风热外袭型。

西医诊断 日光性皮炎。

治疗 穴取大椎及双侧曲池、合谷、风池、列缺。采用刺络拔罐法，上述各穴刺血后加拔罐，出血共约10mL。再用一次性5号针头沿经手太阴经、手阳明经走向各浅刺50次，出血后用2号火罐走罐，直至出血自止，共出血约20mL。每周2次。

患者刺血后当即瘙痒症状大减，经2次治疗后，丘疹消退，症状缓解，显效。

按语 本病属中医"风毒肿""日晒疮"的范畴。中医学最早有类似日光性皮炎的记载，常由热毒侵袭皮肤，血郁而发，《外科启玄》曰："日晒疮，三伏炎热……受酷日暴晒，先疼后破而成疮者，非气血所生也"。本案患者皮损处瘙痒难忍，双侧手臂从手食指沿双侧阳明经走行及双侧耳后、颈部双侧发红，伴丘疹瘙痒症状出现，且舌红、舌苔黄腻、脉濡数，辨证为风热袭肺胃之型。穴取列缺为手太阴之络穴，一穴通两经，能够活血祛瘀、散风除热，曲池、合谷、大椎等穴均具有泻阳明郁热之效，随后采用散刺法沿手阳明经、手太阴经操作，以达热随血泻之功。

【病案3】于某，女，28岁，职员。2014年8月14日初诊。

患者自述 6 年前因嗜辛辣、油腻食物后面部、背部出现粉刺、痤疮,表现为面部及周身皮肤变黑,颧部、下颌部、背部长粉刺及脓疱型痤疮,伴手足畏冷、喜食热饮,食凉食后易大便溏薄,平日大便黏腻,小便清长。平素经期、经量正常,经色暗红伴瘀块,经期时上述症状加重。查体:面部黄黑、发暗,额部、颧部有散在粉刺,伴皮下硬结,两侧嘴角有脓疱。背部散在多发黄褐色色素沉着,伴皮下硬结及暗红色痤疮数个。舌暗红伴瘀点,苔白腻,脉沉,左关弦。

中医诊断 粉刺,证属痰湿凝滞兼冲任不调型。

西医诊断 痤疮。

治疗 分两组取穴,一组为大椎、印堂、较大痤疮周围瘀络点或结节处及双侧太阳、肺俞、耳背瘀络;另一组为阴陵泉及双侧心俞、膈俞、三阴交。以上两组穴交替使用,用三棱针迅速点刺,任血自流,待血色变淡后为止;印堂、太阳、痤疮周围瘀络点或结节处点刺放血。每周治疗 1 次。

共治疗 5 次,患者痤疮基本痊愈,临床治愈。

按语 痤疮是皮肤科最常见的病种之一,又叫"青春痘""粉刺",该病青少年易得。该患者为青年女性,嗜食辛辣、油腻食物,致中焦失于健运,湿热上蒸头面、胸背而成痤疮,加之冲任不调,故经期症状加重,治宜清热化痰祛湿、调冲任。故采用刺络之法祛除瘀滞之湿热瘀毒,穴取大椎、肺俞;"诸痛疮痒,皆属于心,膈俞为血会",心俞、膈俞以加强活血化瘀的疗效;耳背瘀络放血,可起到明显泻热之效;痤疮较大结节处点刺可活血化瘀、软坚散结;三阴交、丰隆有健脾化痰之效。是故该患者经 5 次治疗,痤疮消失而愈。

【病案 4】 孙某,女,40 岁,医务人员。2018 年 6 月 16 日初诊。

20 余年前患者求学至本地,因饮食、气候改变缘故,于额部、双颊、双下颌散发暗褐色丘疹,伴食欲欠佳,全身乏困。多次在医院皮肤科就诊,曾口服中药汤剂、敷面膜,但疗效不佳,颜面部暗褐色痤疮愈发严重,故来我处就诊。查体:颜面部暗褐色丘疹。舌暗,苔白腻,舌下脉络迂曲,脉滑涩。

中医诊断 粉刺,证属瘀血阻络兼气虚型。

西医诊断 痤疮。

治疗 穴取颜面部暗褐色丘疹。上述部位消毒后,予以三棱针点刺出血,并加拔罐,每周1次。并予以毫针围刺面部丘疹,连续治疗5天。

治疗4周后,患者暗褐色丘疹显著消失。随访3年,面部暗褐色丘疹消失,临床治愈。

按语 患者系东北人,因求学迁至西安。生活环境由温带季风气候,偏润,以大米为主食,转变为温带大陆性气候,偏干,以面食为主,所以刘少明老师认为,其发病因气候差异以致水土不服,进而出现脾胃虚弱,食欲欠佳,气虚无力运行血液,血行不畅留而为瘀血,瘀血上阻于颜面部,故见暗褐色丘疹。遂取颜面部暗褐色丘疹刺络放血、拔罐,并以毫针围刺丘疹。如是治疗4周,颜面部暗褐色丘疹明显消失,仅留少量痤疮瘢痕。随访3年,面部暗褐色丘疹消失。

【病案5】刘某,男,45岁,教师。2014年8月15日初诊。

半年前患者无明显诱因出现四肢、胸腹部皮肤瘙痒,挠破后流黄水,甚则化脓,外院诊断为"慢性湿疹",经积极对症治疗后病情仍时有反复。查体:四肢、胸腹部可见多形皮损,有暗红色斑块,局部皮肤稍肿胀,有丘疹、脓痂、糜烂等。瘙痒呈阵发性,夜间加重,影响休息。口黏、口苦,大便干,小便色黄。舌红,苔黄微腻,脉滑略数。

中医诊断 湿疮,证属湿热浸淫型。

西医诊断 湿疹。

治疗 刺络放血配合刮痧疗法。穴取病损局部、委中附近怒张的血络处、四神聪、双侧曲池、血海、丰隆、阴陵泉、脾俞、肺俞、水道、安眠。先用刮痧板对足太阳膀胱经第一侧线刮拭,对出痧点多的穴位重点刮;刮痧后对脾俞、肺俞、水道、曲池、血海、丰隆、阴陵泉常规消毒后,以三棱针点刺出血,并加拔罐,留罐10分钟;对安眠、四神聪常规针刺以改善睡眠。前3次每3天治疗1次,后每周治疗1次。治疗3次后患者感觉瘙痒减轻,脓疮及渗出黄水亦较前有所改善。

二诊(2014年9月14日) 上半身已不痒,腰、腹、下肢仍时痒,脓痂及渗出已消,全身可见数处暗红色斑,纳呆,乏力,舌淡红,苔薄白,脉细缓。再次治疗时,加关元、气海、神阙(拔罐)及双侧肺俞、足三里(刺络拔罐),每3日治疗

1次。

上法连治3次,身体未再作痒,亦无糜烂及渗出,临床治愈。

按语 湿疹是一种常见的由多种内、外因素引起的表皮及真皮浅层的炎症性皮肤病,中医根据皮损形态及发病部位不同,称之为"浸淫疮""四弯风"等。该病主因先天禀赋不足、饮食不节、脾胃失健,致湿热内生,又兼外受它邪,内、外两邪相搏,风、湿、热邪浸淫肌肤所致;或久病伤血,血虚生风化燥,肌肤失于濡养而成。本病病位在肌肤,涉及脾胃,热蕴于皮肤而发,治宜清热祛湿。穴取委中周围静脉怒张处直刺,能泻血分之热邪,疏阳邪之火毒,清热利湿;曲池为手阳明合穴,既能清肌肤湿气,又可化胃肠湿热,以上穴位共用可活血养血健脾、除湿止痒。复诊时患者兼有纳呆、乏力、舌淡红、苔薄白、脉细缓等脾气亏虚之象,故加刺关元、气海、足三里、肺俞、神阙以健脾益气、补肺气。后患者又经3次治疗而告愈。

【**病案6**】患者,女,23岁,学生。2015年6月16日初诊。

患者3个月前来到中国,3周前无明显诱因出现红疹,以肘窝、腘窝、腹股沟部位较为严重,伴发痒,时有疼痛,经治疗效不佳。纳可,因痒难眠,二便调,月经正常。有该病家族史。查体:面部、躯干部及四肢均可见红色点片状斑块,伴水疱形成。舌体胖,舌淡,苔少,脉弦数。

中医诊断 风疹,证属风热袭卫型。

西医诊断 湿疹。

治疗 穴取大椎及背部红色丘疹等阳性反应点刺络,加拔罐。针刺双侧手三里、合谷、血海、风市、三阴交,针用泻法,每日治疗1次。

二诊(2015年6月17日) 经过1次治疗后,患者自述皮肤痒痛感明显减轻,皮肤红色点片状斑块及水疱较初诊时明显减少,红色较前亦有所消退。

经过3次治疗,患者症状完全消失,临床治愈。

按语 该患者初来本地,对气候环境等不适应,机体正气不足,受到风热侵袭,风热之邪侵袭腠理,可致气血失和,郁于皮肤,出现红疹、发痒、疼痛等症,治法以清热祛风止痒、调和气血为主。《医宗必读》曰:"治风先治血,血行风自灭"。用刺络法取大椎及背部阳性反应点以清热散风,配合针刺手三里、合谷、血海、风市、三阴交以活血通络、滋阴养络、调和气血,故经治后症状消失。

【病案7】赵某,女,27岁,教师。2015年1月9日初诊。

患者5天前因外出面部受寒风吹后,即感面部灼热发红连及双耳,其症状得冷则减,自感面部皮肤干燥、紧绷,用冷水喷面,症状得缓。现患者双颊及双耳部充血发红,皮肤发亮,无肿胀。食纳可,余无异常。舌淡红,苔薄黄,脉细数。

中医诊断 风瘙痒,证属风寒化热型。

西医诊断 皮肤瘙痒症。

治疗 穴取双侧耳尖、太阳,用28号1寸毫针,快速点刺放出少量血液。

二诊(2015年1月11日) 患者自述放血当晚即感面部症状明显减轻,灼热感消失,仅见双耳前面颊部发红,面部皮肤干燥。继续采用刺络放血,取双侧耳尖,用28号1寸毫针点刺后,挤压出血3~5滴。面颊充血处,快速点刺3~5针,待血不流为止。

治疗2次后,患者自述面部症状消失,皮肤已无干燥,临床治愈。

按语 本病为风寒之邪外袭,卫阳之气被郁,郁而化热,出现面部灼热,津液不能布于皮毛,故皮肤干燥不适。"治风先治血,血行风自灭",头部为诸阳之会,寒邪侵袭后,卫阳不舒,寒热交蒸,郁而化热。刺血可祛风活络,使邪热随血而泻,面部皮肤得到正常的血液濡养,故而患者经过2次刺血治疗症状全消,病症告愈。

【病案8】谢某,男,19岁,学生。2014年9月24日初诊。

1天前,患者无明显诱因于躯干、四肢部突然出现大片红色斑丘疹,瘙痒难忍,不时发作,身上有多处抓痕。现症见:四肢及躯干部皮肤间断瘙痒,搔抓后瘙痒范围扩大,并起大片丘疹,骤起骤退。查体:四肢、胸部、背部有散在大小不等、形态各异的疹块,疹块高于皮肤,部分融合成片,表面发红。舌红,苔薄黄,脉浮数。

中医诊断 风疹,证属风热型。

西医诊断 荨麻疹。

治疗 穴取大椎、风门、风市、曲池、合谷、血海、膈俞。大椎、风门、血海、膈俞采用刺络拔罐,留罐10分钟;风市、曲池、合谷用三棱针点刺,并挤出少量血液。

治疗后患者当即自感瘙痒明显减轻,治疗结束时,疹块已褪色并消失,当日发作次数减少。连续治疗2天后未再发作,1周后随访已痊愈。

按语 该病多以风邪为主,与气候寒暖、饮食不节、体虚等因素有关。病机由风邪郁于肌表,腠理闭阻不得宣泄而瘙痒。本病发作急,瘙痒面积大,为风热侵袭肌表所致,以祛风清热、理血止痒为其治则。选取手、足三阳经及督脉之交会穴大椎,足太阳经之风门以祛风清热;曲池、合谷为手阳明大肠经穴,能够疏风清热、调和营卫、通经络、行气血;膈俞、血海共用起到"治风先治血,血行风自灭"之意。以上各穴采用三棱针点刺出血,以疏风散表、泻瘀止痒、理血养血,疾病乃愈。

【病案9】 姚某,男,16岁,学生。2015年9月29日初诊。

患者4天前无明显诱因,于头面部、背部及四肢部出现红色斑疹,伴瘙痒难忍,本院皮肤科诊断为"荨麻疹",给予抗过敏、抗病毒等治疗,疗效欠佳。现症见:患者头面部皮色发红,可见片状红斑,背部及四肢外侧均可见多处红斑及抓痕。自患病以来,患者食欲不佳、口干,伴有头部胀闷不适,睡眠尚可,大小便调。舌红,苔黄白相间、厚腻少津,脉弦数。

中医诊断 荨麻疹,证属痰热内蕴型。

西医诊断 荨麻疹。

治疗 穴取大椎及肩胛部阳性反应处刺络拔罐,用一次性5号注射针头在上述部位点刺数下,并加拔罐,配合针刺双侧曲池、合谷、足三里、内庭、丰隆,用平补平泻法,留针30分钟。

经1次治疗后,患者全身红斑及瘙痒明显缓解,共治疗2次。1周后电话随访,患者自述全身红斑及瘙痒感完全消失,临床治愈。

按语 荨麻疹是一种反应度较高的免疫性疾病,其发病是因禀赋不足、风邪外袭、营卫失和所致。《诸病源候论》曰："人皮肤虚,为风邪所折,则起瘾疹。"风为阳邪,其性轻扬开泄,善行数变,荨麻疹的遍身瘙痒、此起彼伏的症状体现了风邪的特点,故治疗应祛风行气、活血养血、调和营卫。本病与气血失和相关,血液经络阻滞、营卫不和是风邪致病的重要环节,据此宜"治风先治血,血行风自灭",用三棱针刺络拔罐大椎及背部阳性反应点,以宣通阳气、祛风除寒、祛瘀生新、养血活血。配合毫针刺曲池、合谷、足三里、内庭、丰隆以清热化痰、益气养血、扶助正气。故该患者经2次治疗即告愈。

【病案10】郝某,女,60岁,退休教师。2022年7月28日初诊。

患者8个月前无明显诱因左侧躯干、四肢间断出现淡红色斑丘疹,以双腋下及双大腿内侧明显,每日白天无不适,夜晚约凌晨1时瘙痒尤甚。曾间断前往多地医院治疗,仍时发时止。就诊时伴有少腹痛,大便不通。查体:面色萎黄,全身皮肤散在淡红色斑丘疹,有抓痕。舌淡,舌下脉络迂曲,苔薄、白腻,脉细弱。

中医诊断 风团疹,证属肝血不足型。

西医诊断 慢性荨麻疹。

治疗 穴取双侧膈俞、曲池、血海、委中。曲池、血海常规消毒后,以三棱针点刺出血,并加拔罐,次日于曲池、血海行自血疗法,各注射2mL自体血。1周后,膈俞、委中常规消毒后,予以三棱针点刺出血,并加拔罐,次日于膈俞、委中行自血疗法,膈俞注射1mL自体血,委中注射2mL自体血。每周1次刺络放血、1次自血疗法。经过5周,共计5次治疗,患者夜间瘙痒频次、瘙痒程度明显减轻,故未继续治疗,临床显效。

按语 凌晨1~3时为丑时,丑时属肝,患者之所以瘙痒症状入夜尤甚,考虑为肝血不足,肝阴不足,遂血虚生风,且血虚血行不畅,留而为瘀,有碍新血生成。同时,血虚、肌表失于濡养而见皮肤瘙痒。刘少明老师认为,瘀血不去新血不生,主张选取血会膈俞、血海、委中(血郄)、曲池交替刺络放血,配合拔罐以祛瘀生新,并施以自血疗法。患者首次放血后,当夜未出现瘙痒,次日晚有反复。追问得知,患者因自觉症状改善明显,与友人结伴夜间步行2万余步,大汗出且受风。汗出伤阴,且本病本为风团疹,故而症状加重,遂嘱患者治疗期间劳逸适度且避风。此后继续上述穴位交替刺络放血、拔罐配合自血疗法各 4 次。夜间瘙痒频次、瘙痒程度明显减轻。后随访,无不适,如常人。

【病案 11】李某,女,52 岁,银行柜员。2021 年 5 月 9 日初诊。

5 年前患者无明显诱因于左侧胁腹部出现粉色丘疹,伴瘙痒,在当地医院经对症治疗后缓解,但此后仍时发时止,且多因遇热易发。患者平素性情急躁易怒,3 天前与人争执后,于右侧腰部、臀部及双大腿后侧发风团疹,色鲜红,瘙痒难忍,伴胁腹胀痛,自行涂抹止痒膏药,症状无缓解,遂就诊我处。查体:右侧腰部、臀部及双股后侧有风团疹,色鲜红,无皮屑。舌淡红,苔白厚,脉沉弦。

中医诊断 风疹,证属肝经郁热型。

西医诊断 慢性荨麻疹。

治疗 穴取双侧风门、太冲、曲池、肝俞。上述部位以碘伏严格消毒后,予以刺络放血,太冲予以挤压放血,风门、曲池、肝俞行拔罐放血。同时于双股外侧足少阳胆经循行处施以游走罐,至皮肤出痧为度。每周治疗 1 次。

二诊(2021 年 5 月 16 日) 患者右侧腰部、臀部及双股后侧风团疹基本消失,仅有少量、散在粉色丘疹。患者担忧再发大量丘疹及所带来的瘙痒痛楚,要求进一步治疗。遂选择对双侧期门施以温和灸 20 分钟,并继续行首诊治疗方案 1 次。

因温和灸操作简便,嘱患者回家后每日可取须臾之时,自行对以双侧期门为核心的胁腹部施灸。2 周后电话随访,可闻患者欢笑之声,诉荨麻疹未复发。3 个月后再随访,患者告知情志舒畅,皮疹未复发,临床治愈。

按语 患者为中年女性,素体禀赋不耐,易因情志失调而焦躁,可致肝郁日久化热。肝气不舒,气血则运行不畅,加之感受风热毒邪,内、外邪气随气血运行或循经外发而致病。舌淡红、苔白厚、脉沉弦均为肝经郁热之证。本病病位在肌肤,病性属实证,为慢性病程,故见 5 年间反复发作。刘少明老师认为,该患者的发病与情志关系密切,当以肝胆经穴为主,可在双下肢股外侧足少阳胆经循行处施以游走罐,同时在期门行温和灸,另取双侧风门、太冲、曲池、肝俞刺络放血,其中肝俞、期门分别是肝经之俞、募穴,分别施以刺络、艾灸之法,且艾灸期门可谓"灸引热邪",以热引热,直达病所,配以前方走罐,可增强疏肝理气之效以治其本。最终患者情志得开,其病自愈。

【病案 12】陈某,女,52 岁,工人。2015 年 5 月 26 日初诊。

患者一年来双眼皮发痒反复发作,伴红色小丘疹,常在食用海鲜、鸡肉、香椿、饮酒后触发。用"皮康王"后症状缓解,停药后症状反复。患者紧张时,头不由自主颤动,绝经 5 年。查体:精神可,面色红润,目内眦有小斑块。舌红,舌中有裂纹,苔薄黄,脉弦数。

中医诊断 风疹,证属血虚风燥型。

西医诊断 荨麻疹。

治疗 穴取双侧攒竹、丝竹空、太阳、耳尖,用三棱针点刺出血。配合口服中药,药用桑叶 10g、决明子 10g、杭白菊 6g、金银花 6g、蝉蜕 6g,用开水浸泡时熏眼,待温度适宜后口服。每日 1 剂,早、晚各服 1 次,共服 3 剂。

该患者经过刺络放血 3 次、服药 3 剂后,症状消失,临床治愈。

按语 该患者为老年女性,多有肝肾不足、虚火上炎。而肝开窍于目,肝火循经上扰,致眼部气血不和,症见眼睑发痒。刘少明老师认为,该患者为中年女性,正直更年期前后,天癸衰退,冲任虚弱,肾阴亏虚,阴不敛阳,肾水不能涵养肝木,使肝经龙雷之火内动,上扰清窍直达巅顶,症见头颤动、舌红、脉弦数,治宜清肝火、调气血、止痒。局部穴取攒竹、丝竹空、太阳,用三棱针点刺出血,使火随血泻,达到通络、调和气血之效;耳尖刺血为刘少明老师治疗眼及周围病变之经验方。另配合祛风清热之中药方剂,口服加外熏,以加强清肝火、止痒之功。故该患者经 3 次刺络放血和 3 剂中药治疗后症状消失。

【病案 13】吴某,男,77 岁,退休人员。2022 年 7 月 25 日初诊。

患者本以"面瘫"收住入院。住院期间自述全身皮肤瘙痒 2 年余,伴口干、口苦,长期外用止痒膏剂,症状均未改善。追问患者有"2 型糖尿病"病史 15 年余,平素饮食无节制,且不喜运动。予以即刻测血糖,值为 19.3mmol/L。查体:患者形体瘦弱,皮肤干燥,躯干及四肢部有散在挠痕。舌暗红,少苔,脉细数。

中医诊断 风疹,证属阴虚生风型。

西医诊断 2 型糖尿病性皮肤病。

治疗 穴取双侧太冲、太白、血海、风门、膈俞。上述部位以碘伏严格消毒后，以一次性 5 号注射针头点刺出血，其中血海、风门、膈俞加拔罐。每周治疗 1 次。

刺络放血次日，询问患者症状变化，患者自述瘙痒无变化。后患者因私事，连续 2 周未就诊。距离患者首次刺络放血治疗 14 天后，患者复诊面瘫，追问患者皮肤瘙痒情况，自述未再复发，临床治愈。

按语 患者平素饮食无节制，餐后未适量运动，血糖长期居高不下，结合患者此次面瘫和皮肤瘙痒，均考虑为糖尿病并发症。患者素来形体羸瘦，脾胃虚弱，阴津、阴血长期生化乏源，进而内风循经外发而致病。刘少明老师认为，对该患者的治疗当遵"治风先治血，血行风自灭"之则，故以祛瘀生新之刺络放血为法，遂于太冲、太白、血海、风门等穴刺络放血。后因患者私事近半月未就诊，仅治疗 1 次。再诊时，病程 2 年有余的皮肤瘙痒已愈。

【病案 14】 冀某，男，46 岁，干部。2014 年 7 月 12 日初诊。

10 年前患者因工作压力大，经常熬夜劳累，出现双侧肘部瘙痒，夜间加重，抓挠后局部泛起粟粒大丘疹，未予以重视。之后逐渐出现局部皮损加重，范围逐渐扩大，皮肤增厚干燥成席纹状，稍有脱屑，自觉阵发性奇痒，情绪波动时，瘙痒也随之加剧，为寻求针灸治疗，遂来就诊。现症见：双侧肘部出现平顶丘疹，对称、成片分布，皮肤增厚，皮脊突起，皮沟加深，形似苔藓，皮损处有鳞屑，皮损面积约 8cm×6cm，痒甚，搔之不知痛楚，皮肤干燥，大便干结。舌淡红，苔薄而干，脉细无力。

中医诊断 顽癣，证属血虚风燥型。

西医诊断 神经性皮炎。

治疗 穴取局部阿是穴。以毫针在皮损周围浅刺进针，用平补平泻法，留针 30 分钟，每 10 分钟行针 1 次。后以皮损部位为中心，常规消毒，采用皮肤针由外向内、由轻到重叩刺，至出血为度，隔日治疗 1 次。

二诊（2014 年 7 月 14 日） 患者局部瘙痒感明显减轻，继续采用上法治疗，隔日治疗 1 次，每周 3 次，6 次为 1 个疗程。

治疗 4 个疗程后,患者皮损处皮肤恢复如常,与周围皮肤一样光滑,局部留有色素沉着,双侧肘部瘙痒感完全消失。3 个月后随访,未再复发,临床治愈。

按语 患者平素常年熬夜劳累,气血运行失调,凝滞于肌肤,肌肤失养,病程日久,伤阴耗血,阴虚则生风,血虚则化燥,以致患处皮肤粗糙,脱落白屑而发。刘少明老师认为,养血润燥、息风止痒、祛瘀生新是该病基本治则,常采用毫针围刺法配合皮肤针刺络放血法治疗。皮肤针叩刺放血通过除去皮损部位瘀血,直达病所,开泄腠理,活血通络,祛瘀生新。围刺法由古代"扬刺"法发展而来,多针包围病变部位,加强针刺刺激量,使作用直达病所,激发经气,加强对病损部位的治疗效果。"治风先治血,血行风自灭",反过来诸血得治、经络通得、气血调和而痒止癣消。

【病案 15】王某,女,35 岁,农民。2014 年 10 月 25 日初诊。

患者 3 个月前因琐事与邻居大吵生气后,出现头发成斑片状脱落,伴有头昏、失眠、多梦、胸闷、腰腿酸软、食欲不振、口苦、便干等症。曾到当地医院行中西医治疗,效果不佳,故来我处治疗。查体:患者精神抑郁,头顶百会穴附近头发花斑秃,患处头皮光滑,无痂痕。舌紫暗,苔白,脉弦细。

中医诊断 油风,证属肝郁气滞型。

西医诊断 斑秃。

治疗 斑秃局部采用皮肤针重度叩刺出血,取太阳、风池、膈俞以三棱针点刺出血后,用尺寸适合的抽气罐拔出瘀血。配合针刺血海、三阴交、太冲、外关,用平补平泻法。每周治疗 2 次。

该患者经过 4 次治疗后,睡眠、食欲渐趋于正常,胸闷、腰酸等症状亦相继消失,脱发处长出细小新发。5 个月后随访,患者自述原斑秃处头发长齐,精神愉快,临床治愈。

按语 斑秃是现代医学病名,相当于中医学中记载的"鬼剃头""油风"。中医学认为头发的生长与肾和血关系密切,肾为先天之本,故有"肾藏精,其华在发""发为血之余,肾之华在发,发得血则生,血瘀则发脱"之说。故肝肾不足时,营血不能荣养毛发。而血瘀亦能使毛发脱落,多因七情内伤、情志抑郁、劳心伤脾等,影响气血生化导致气滞血瘀,使毛发失去营养而致脱落。王清任云:"脱发皆缘血瘀",现代医学认为精神、神经因素是发生本病的主要原因。刘少明老师认为,该患者因精神刺激,肝郁气滞,瘀血阻络,血不荣发致毛发脱落,宜采用刺络疗法以祛瘀通络、活血生发。现代研究表明,斑秃用皮肤针叩刺脱发区,能使毛囊周围的血流量增多,气血运行旺盛,疏通经络,促使毛球细胞的分裂活动增加,从而增强毛囊的活性,以疏导局部气血,促进毛发新生。另针刺血海、太冲、三阴交、外关旨在疏肝理气、补益肝肾,共达行气祛瘀通络、养血生新之效。

(二)五官科病症

【病案1】万某,男,28岁,公务员。2014年6月17日初诊。

患者于2日前清晨出现左侧上眼睑红肿、疼痛,伴睁眼困难等不适感觉,无发热、畏寒等症状。既往患者左眼有麦粒肿病史十余年,夏季易发作。每次发病时,患者左眼都肿胀难睁,伴流脓,于3～5日后,左上眼睑内侧处出现黄白色脓头,形如麦粒,待肿胀处破溃、脓出,则痛减肿消,需要10余天才能恢复。查体:左上眼睑肿胀,左侧上眼睑内侧有轻度紫红肿物,伴睁眼困难,舌红,苔薄黄,脉浮数。

中医诊断 眼丹,证属风热袭表型。

西医诊断 麦粒肿。

治疗 穴取患侧攒竹、鱼腰。攒竹、鱼腰用手揉红后,用一次性5号注射针头对准穴位,以30°角向上斜刺一针,即刻出血约5mL。患者当即感到睁眼轻松,1分钟后观察,左上侧眼睑红肿已减退大部分。嘱患者第2天复诊。

二诊(2014年6月18日) 左侧上眼睑已无明显肿胀,仅攒竹穴留有浅青色瘀斑,视其病情减轻,未给予治疗。

第3天痊愈,一周后患者左侧攒竹穴周围浅青色瘀斑亦消散完全。随访半月未复发,临床治愈。

按语 此次患者病发初起,根据症状及舌脉,辨证为外感风热,热毒轻浅,病位在表。刘少明老师认为,应掌握时机,在病初之时予以鱼腰、攒竹刺络放血。攒竹为足太阳经穴,具有疏风通络之效;鱼腰为经外奇穴,主治目赤、目痛、怕光羞明,二者均位于眼睛周围,针刺可促进眼部血液循环,常用于治疗眼部疾病。对攒竹、鱼腰二穴刺络放血,可以直接排出淤积在眼部周围的热毒风邪,故能够快速起效,达到消炎止痛、促进循环的作用,进而使肿消痛减,麦粒肿自愈。

【病案2】叶某,男,25岁,工人。2015年5月9日初诊。

患者1天前夜晚突发右眼不适,发痒,疼痛,肿胀,有异物感。次日晨起后右侧眼睑红肿灼痛,睁眼时畏光流泪,眼睛难以睁开,求治于我处。现症见:右上眼睑外侧皮肤红肿,可触及米粒大小硬结,下眼结膜局部充血,左侧肩胛背部有1个米粒样红色丘疹,色泽暗红,略高出皮肤,压之不褪色。舌红,苔薄黄,脉浮。

中医诊断 眼丹,证属风热外袭型。

西医诊断 麦粒肿。

治疗 穴取患侧耳尖、太阳、大椎、曲池及左侧肩胛部红色丘疹。耳尖、太阳用三棱针点刺,并用手指挤压出血,待血色变淡后即可,余穴用三棱针点刺后加拔罐,留罐15分钟。曲池以毫针针刺,用泻法。患者治疗后第2天痊愈。

按语 麦粒肿,俗称"针眼",是指睑板腺或睫毛毛囊周围的皮脂腺受感染所引起的急性化脓性炎症,以局部红肿、疼痛,出现硬结及黄色脓点为主要临床表现。因其形似麦粒,故名麦粒肿。本病多为脾胃素蕴热毒,又过食辛辣、膏粱之味,以及外感风热毒邪,致使热毒上攻,营卫失调,气血凝滞于胞睑而发病。根据该患者症状及舌脉,辨证为风热外袭,治宜祛风清热、清瘀排毒。穴取太阳为经外奇穴,对于头面部疾病、眼疾效果明显;曲池为手阳明大肠经之经穴,有清泻阳明火热之效;大椎为手、足阳经交会处,能够清热解毒;针刺耳尖有较强的清热、祛风、止痛之效,为刘少明老师治疗麦粒肿的经验效穴;对侧肩胛部为足太阳膀胱经的循行区域,红色丘疹为麦粒肿阳性反应点。上穴采用刺络放血疗法以祛除瘀血,使热毒随之而排。诸穴共奏疏风、清热、解毒之功效。患者经1次治疗即愈。

【病案3】刘某,男,64岁,干部。2019年2月10日初诊。

患者1周前无明显诱因出现左侧球结膜充血。既往有高血压、糖尿病病史。查体:左侧球结膜充血,球结膜呈暗紫色。纳可,夜寐一般,二便调。舌红,少苔,脉沉细。

中医诊断　白睛溢血,证属络脉损伤型。

西医诊断　球结膜下出血。

治疗　穴取大椎及左侧太阳、耳尖。局部常规消毒后,采用三棱针分别点刺上述各穴,耳尖给予挤压出血,太阳和大椎刺络后拔罐。嘱患者刺络放血处勿沾水,治疗期间忌食葱、蒜、辣椒、酒、肉、鱼虾,1天后复诊。

二诊(2019年2月11日)　球结膜充血颜色变淡,继续给予相同穴位刺络治疗。

三诊(2019年2月12日)　充血处球结膜充血明显消退,白睛恢复正常,临床治愈。

按语　球结膜下出血是由球结膜表面毛细血管通透性增加或血管弹性下降导致血管破裂出血。球结膜下出血中医称为"白睛溢血",属于中医眼科血证范畴,多因热邪郁肺、血热妄行,或脉络脆碎、络破血溢而发。刘少明老师认为,血液滞留脉道或离经之血沉积脉道外而形成瘀血,瘀血不去,新血不生,临证以祛瘀为要,正如《血证论》所言:"凡治血者,必先以祛瘀为要",故活血祛瘀是治疗球结膜下出血的基本大法。耳为宗脉之所聚,通过经脉与脏腑及全身形成了一个有机整体。耳尖为治疗眼科疾病的经验有效穴,采用刺络放血法以达清热泻火、明目潜阳之效;太阳为局部取穴,采用刺络拔罐放血法以达祛瘀通络之效;大椎属督脉,又为手、足三阳与督脉之会穴,性擅清热解毒、解表通阳、镇静安神,为针灸科临证治疗各种眼病之效穴。三者配伍刺络放血,经2次治疗而告愈。

【病案4】何某,女,59岁,工人。2014年9月24日初诊。

患者7天前因体育锻炼过量疲劳,突发左耳疼痛,疼痛牵引面部及大脑,以手压左耳疼痛尚可缓解,故未予重视。次日疼痛又作,随即前往医院诊治,门诊行耳内冲洗及使用滴耳药物治疗数天,疼痛较前稍缓解,但仍间断发作。昨日晨间突发左耳听力下降,夜间耳内有脓血样分泌物流出。今日来院就诊,门诊以"急性中耳炎"收住入院。发病以来,无耳郭疱疹,无一过性眼前黑蒙,无发热、耳鸣等症。入院症见:左耳内疼痛,有脓性分泌物流出,左耳内听力下降,全身乏力,大便干,3~4天一行。舌红,舌下脉络迂曲,苔黄腻,脉濡数。入院后请耳鼻喉科会诊,会诊意见为急性中耳炎。

中医诊断 聤耳,证属肝胆湿热型。

西医诊断 急性中耳炎。

治疗 针刺取患侧耳门、听宫、听会(每次选其中之一)及角孙、翳风、外关、中渚,双侧血海、足三里、丰隆,每日治疗1次,10次为1个疗程。治疗时,翳风穴先用手揉捏,以皮肤发红为度,消毒后,用一次性5号注射针头点刺5~10次,加拔罐,留罐10分钟,每次治疗时出血5mL左右。隔日治疗1次,每7日休息1日。患者当日治疗完后,耳中疼痛减轻,耳聋好转。

患者连续治疗7日后,耳痛消失、耳聋痊愈,临床治愈。

按语 本案患者以突发性耳痛为主诉就医,伴有听力下降、耳内流脓,诊断为聤耳。聤耳为耳鼻喉科常见病,即现代医学的中耳炎,可分为急性和慢性,多因外感风热、污水灌耳、湿热之邪蕴结肝胆经络,或肝肾不足、虚火上炎等所致。治疗可根据虚实分别采取滋阴降火或利肝胆、祛风火、清湿热之法。《本草纲目》曰:"耳痛是风热,聤耳是湿热"。根据本案舌脉所示,为痰火瘀毒阻滞少阳经,故刘少明老师指导采用刺络放血及针刺并用,选取手少阳之翳风刺络放血,出血5mL左右,出血量较大,方可去除局部之瘀毒。同时取手少阳经之耳门、角孙、翳风、外关、中渚及足少阳之听会以通调少阳之经气。取足三里、丰隆以健脾和胃化痰,血海以活血化瘀。针刺及放血两法共用,可奏活血祛瘀、通络化痰之功,故经过治疗,患者痊愈而归。

【病案5】王某,男,48岁,公务员。2014年7月2日初诊。

患者3天前出现右耳听力下降,伴右耳持续性耳鸣,如"电流样声",遂在家人陪同下立即前往当地医院就诊,查耳鼻喉内窥镜无明显异常,诊断为"感觉性神经性耳聋"(右),给予口服药物(具体用药不详)以改善循环、营养神经。口服药物3天后,右耳听力有所改善,右耳耳鸣无明显变化,特来我院门诊就诊,门诊以"神经性耳聋"收住入院。发病以来,无耳郭疱疹,无耳流脓、耳痒,无发热、头晕、恶心、呕吐,无眼前黑蒙等症。入院症见:右耳听力下降,伴持续性耳鸣,呈"电流样声",右耳有闷胀感,噪音环境下有不适感,偶感头晕、心慌不适。舌淡红,舌下脉络迂曲,苔厚腻,脉沉细,双尺脉无力。

中医诊断 暴聋,证属肾精亏虚型。

西医诊断 神经性耳聋。

治疗 针刺患侧百会、听宫、听会、太阳、风池、大椎、足三里、三阴交、太冲、绝骨。后于患侧耳尖、太阳、翳风、关冲行刺络放血,用一次性2号注射针头点刺1~3下,挤出3~5滴血即可。针刺每日治疗1次,刺血每周治疗2次。当日刺络放血后,患者即感觉右耳闷胀感及耳鸣减轻,听力较前好转。

经连续治疗2周后,患者耳鸣完全消除,好转出院,临床治愈。

按语 耳为胆经所辖,又"耳为肾之门户"。《灵枢·脉度》说:"肾气通于耳,肾和则耳能闻五音矣。"王清任在《医林改错》中说:"两耳通脑,所听之声归于脑"。《灵枢·海论》曾说"髓海不足,则脑转耳鸣",这里的髓海指的就是脑髓。《难经·二十二难》又说:"气主煦之,血主濡之"。由此可见,耳鸣、耳聋与脏腑、气血密切相关,肾精不足,髓海空虚,气血不能荣养于耳,或者肾气亏虚,外邪乘虚入耳,都会导致耳鸣。该患者出现耳聋、耳鸣较为突然,并伴有耳内闷胀,偶感头晕、心慌不适,根据舌脉诸症合参,辨证为肾精亏虚兼有气虚血瘀,故取胆经之风池、绝骨以疏导经气,且绝骨为髓会,刺之有填精益髓之效。督脉之大椎、百会宣发上焦之阳气,取足三里、三阴交可益气、养血和血,太冲以平肝潜阳,取局部之听会、听宫、太阳以宣通局部之经气、活血祛瘀。刘少明老师认为,该患者乃急性发病,新病在气,久病在血,用刺络疗法在耳部局部腧穴点刺挤出少许血液,主要在于加强疏泄局部之邪气。故此患者经过2周治疗后诸症向好。

【病案6】 王某,女,52岁,工人。2018年9月14日初诊。

10天前感冒后,患者出现左耳听力下降,双耳耳鸣,在外院住院治疗后,予以营养神经、改善微循环等对症治疗一周后好转出院。出院后,因与别人争吵、生气后再次发作。持续2天未见好转,遂来就诊。现症见:左耳听力下降,伴双耳耳鸣,咽痒不适,喉咳出有少量痰,食纳、睡眠一般。平素脾气急躁易怒,无头痛、头昏恶心、呕吐,大便时干时稀,小便调。纯音听阈测听:左耳中度低频听力下降。舌暗红,舌下脉络稍迂曲,少苔,脉弦数。

中医诊断　耳鸣耳聋,证属肝阳上亢型。

西医诊断　突发性耳聋。

治疗　穴取双侧耳门、听宫、听会、中渚、外关、合谷、太冲、翳风、少商、商阳。穴位处常规消毒,耳门、听宫、听会、中渚、外关、合谷、太冲常规针刺,用平补平泻法,每隔15分钟行针1次,留针30分钟。刺后于翳风刺络拔罐;少商、商阳穴点刺放血治疗,每穴放血5~8滴。以上诸法隔日治疗1次。

二诊(2018年9月16日)　患者自述听力有所好转,耳鸣有所减轻,继续给予上法治疗。

治疗期间因情绪波动,症状有所反复,治疗6次后,患者自述听力基本恢复,双耳耳鸣症状消失。嘱患者避风寒、畅情志。3个月后随访未再复发,临床治愈。

按语　患者初因感受外邪后患耳聋。此次因情志恼怒,致肝郁气滞,郁而化火,肝胆郁火循经上扰耳窍,耳窍失和则再次出现耳鸣、耳聋,治以疏通经络、调畅气血、疏肝降火通窍为法。治疗取穴主要以手、足少阳经穴为主。取听会、翳风以疏导少阳经气,取中渚可以泻三焦火热而清耳窍,取肝经原穴太冲以清泻肝胆实火。诸穴合用,以达疏泄肝胆经之火、通络开窍之功。同时采用刘少明老师的特色刺络疗法经验,取少商、商阳、翳风刺络放血以平肝降火,使壅遏清窍之邪得以祛除,耳鸣、耳聋自消。

【病案7】陈某,男,44岁,工人。2015年5月12日初诊。

患者平时在建筑工地工作,工作环境嘈杂。3个月前忽然出现右耳听力下降,伴左耳耳鸣如蝉,音调高低起伏,昼夜不息,夜间安静或环境嘈杂、情绪激动、生气后均可加重,严重影响其生活工作。在外院行相关检查后诊断为"突发性耳聋",经静脉滴注血栓通、穴位注射维生素B_{12}、肌内注射鼠神经营养因子、口服药物等对症治疗,疗效不明显,故来我院针灸科寻求治疗。现症见:左耳耳鸣如蝉,右耳听力下降,伴口干、口苦、烦躁。舌红,苔黄腻,脉弦涩。

中医诊断 耳鸣,证属肝胆火盛型。

西医诊断 耳鸣。

治疗 穴取双侧太阳、耳尖、角孙、听宫、翳风、大椎、中渚、侠溪、太冲、丘墟、肝俞、胆俞。耳尖按揉后常规消毒,用三棱针点刺出血,再用手指挤出血,至直血液颜色变淡。于太阳、角孙、听宫、翳风、中渚、侠溪、太冲、丘墟附近寻找较明显的脉络,每次取 3～5 穴,常规消毒后,以三棱针点刺放血,余穴用毫针治疗;大椎、肝俞、胆俞常规消毒后,以三棱针点刺数下,并加拔罐,留罐 10 分钟,随后用消毒干棉球擦拭干净。刺血治疗每周 2 次,毫针治疗每周 5 次。

患者经治疗 2 次后,耳鸣声音减小,但右耳听力下降无明显改善。后续随症加减共治疗 10 次,右耳听力有所改善,左耳耳鸣声音明显减小,临床显效。

按语 该患者因长时间处在嘈杂的工作环境中,影响情绪,致肝气郁结,郁而化火,肝胆火旺致少阳经气闭阻,耳内鸣响,听力下降,且当情绪激动、生气后症状加重,故治宜清肝泻火、通络开窍。穴取太阳,对其所处颞浅静脉曲张处点刺,可促进耳部血液循环加速,调节气血;听宫是刘少明老师临床治疗耳聋、耳鸣的经验穴;翳风为手、足少阳之会,可聪耳通窍、散内泻热;中渚为手少阳三焦经之输穴,具有清热通络、开窍益聪之效;侠溪为胆经之荥穴,配听宫、翳风有清热通经、活络聪耳的作用;大椎放血可收清热、活血化瘀之效;丘墟为胆经之原穴,可疏导胆经之气;太冲为肝经之原穴,具有疏肝解郁之功,丘墟、太阳二穴合用可疏肝利胆、疏通经气。以上穴位共奏活血化瘀、聪耳通窍之功。该患者经 2 周治疗,症状明显减轻。

【病案 8】李某,女,71 岁,退休。2015 年 6 月 15 日初诊。

患者 2 年前出现双侧耳鸣,并伴有听力下降,曾在医院检查,诊断为"神经性耳聋",服用中成药及西药后,效果均不佳,故来我处就诊。现患者耳鸣如蝉,用手按压耳周,耳鸣声有所减轻,双耳听力降低,耳内无闷胀感。既往有高血压病史 10 余年,血脂略高。舌暗,苔黄略腻,脉弦缓。

中医诊断 耳鸣,证属肝肾亏虚型。

西医诊断 神经性耳鸣。

治疗 穴取患侧听宫、翳风、太阳、角孙、瘛脉,每次选 2 穴,用一次性采血针点刺出血,各穴交替使用;针刺双侧中渚、太溪、足三里、阴陵泉、太冲,用平补平泻法。隔日治疗 1 次。

经 3 次治疗,患者耳鸣有所减轻,由原来持续性耳鸣变为间断性,但听力无明显改善。后又经过 7 次治疗,患者自述耳鸣明显改善,偶有鸣响,但持续时间短,听力略有提高,临床显效。

按语 耳鸣是指患者自觉耳内鸣响而周围环境中并无相应的声源,如闻蝉声,或如潮声。耳聋是指不同程度的听觉减退甚至消失。耳鸣可伴有耳聋,耳聋亦可由耳鸣发展而来,临床上耳鸣、耳聋既可单独出现、先后发作,亦可同时出现。中医认为,耳为肾之窍,其气通于肾,为十二经脉所灌注,内通于脑。肾精虚衰,肾气不足,耳失濡养就会导致耳鸣。该患者已为七旬老人,素体亏虚,肾精不足,则髓海空虚,不能奉荣于耳,正如《灵枢·脉度》所说"肾气通于耳,肾和则耳能闻五音矣"。刘少明老师强调,该患者年老体弱,脾胃虚弱,脾气不运,痰浊内生,上犯耳窍,亦可加重耳鸣、耳聋之症,故治宜补益肝肾、健脾化湿。取听宫、翳风、太阳、角孙、瘛脉等穴,刺络放血以活血通络、聪耳通窍、调节局部之气血;中渚、太溪、太冲有滋肾阴、平肝阳之效;足三里、阴陵泉以健脾益气化湿。各穴共用,可达通络聪耳开窍、益肾健脾化湿之功。经 10 次治疗,症状明显改善。

【病案9】宋某,女,26 岁,学生。2014 年 11 月 14 日初诊。

患者于昨日吹风受凉后出现咽喉发干、发痒、声音嘶哑等不适症状,自行口服"京都念慈庵"后,可缓解半小时。今晨咽喉疼痛不适加重,声音嘶哑,不敢大声说话,前往我处治疗。患者平素有慢性咽炎病史。现症见:咽喉干、疼痛,咳少量黏白痰。查体:咽部充血,舌暗红,苔白,右脉寸浮数。

中医诊断 喉痹,证属风寒袭肺型。

西医诊断 急性咽炎。

治疗 穴取大椎及患侧人迎。人迎消毒后用一次性 5 号注射针头刺破皮肤,并挤出数十滴血。大椎刺血后加拔罐,留罐 10 分钟,出血约 5mL。患者经 1 次治疗后自觉不适感减轻,能大声说话,咽喉疼痛减轻,第 2 天感冒症状消失,临床治愈。

按语 该患者素有慢性咽炎，复感风寒，寒邪入里化热，邪热上攻肺、胃之经，出现咽喉疼痛等咽炎急性发作症状。根据急则治其标的原则，刘少明老师建议应先泻热通络，故取胃经之人迎刺血以泻胃经之热，该穴又为咽喉附近之穴，能通调局部血脉。大椎为督脉与手、足阳经的交会穴，且督脉为阳脉之海，大椎刺血可达倾泻阳脉之热、清热解表之效，故该患者经1次治疗即能痊愈。对于临床急症，刘少明老师指出应首先辨明疾病的性质，详查表里虚实，认清证候，辨证施针，效果立显。

【病案10】刘某，男，19岁，学生。2014年9月25日初诊。

2年来，患者咽喉不适发痒，每遇感冒则加重，外院诊断为"慢性咽炎"。现症见：咽部干痛不适、发痒，伴灼热感，有少量黏痰，气短乏力。查体：咽喉黏膜充血较明显，咽后壁可见散在淋巴滤泡增生。舌红，苔少，脉细数。

中医诊断 喉痹，证属肺阴虚型。

西医诊断 慢性咽炎。

治疗 穴取天突、大椎及双侧太溪、列缺、照海、鱼际、肺俞。天突按揉后常规消毒，用一次性采血针点刺出血，每穴出血3～5滴；在太溪、列缺、照海、鱼际附近寻找青色或紫红色瘀滞的络脉，常规消毒，用一次性采血针点刺出血，每穴出血5～10滴，出血不畅时可用手指挤压出血。肺俞、大椎消毒后，用皮肤针叩刺至局部发红或微微渗血，并加拔罐，留罐10分钟。每周治疗2次。

治疗1周后，患者自觉咽喉发痒减少。治疗2周后，患者自述咽部异物感、发痒、灼热等异常感觉减少；治疗5周后，患者自述咽部不适感基本消失。随访半年未再发作，临床治愈。

按语 慢性咽炎，中医称之为"慢喉痹"，多因素体肺肾阴虚、虚火上炎、灼伤津液；或风热喉痹反复发作余邪留滞，耗伤津液，使得咽喉失于濡养；或因用嗓不当，耗气伤阴，损伤咽喉脉络等所致。该患者患病已2年，病久伤阴，迁延难愈，根据症状及舌脉，辨证为肺阴亏虚，治宜滋阴润肺、清热利咽。穴取咽喉局部天突，清利咽喉作用力强；照海为足少阴肾经经穴，为八脉交会穴，通循行过喉咙的阴跷脉,列缺为手太阴肺经络穴,为八脉交会穴,通任脉,系于喉咙,两者相配,有滋阴润肺利咽之效;鱼际为手太阴肺经荥穴,有较好的清虚热之效,也是刘少明老师治疗咽喉疾病的经验穴;太溪为足少阴肾经原穴,有养肾阴、降虚火之效。刺络放血,使热随血泻,虚热得消。各穴同用,共达滋阴降火、通利咽喉之效,故长达2年之久的喉疾痊愈。

【病案11】郭某,男,26岁,学生。2014年3月21日初诊。

患者打喷嚏、流涕反复发作20余年,每遇温度变化及刺激性气体或食物时,则打喷嚏、流涕不止。服用对症治疗药物后有所缓解,但因药物治疗疗程长而未能坚持。既往史:鼻窦炎、过敏性鼻炎病史20余年。现症见:食纳不佳,伴乏困。查体:双侧鼻黏膜苍白发紫,双侧鼻甲肥大,双侧额窦有轻度压痛。舌红,苔少,脉细数。

中医诊断　鼻鼽,证属肺肾气虚型。

西医诊断　过敏性鼻炎。

治疗　穴取双侧迎香、上星、太阳刺络放血,每穴出血2或3滴。取神阙、气海及双侧脾俞,行雀啄灸20分钟。艾灸每日治疗1次,刺血每周2次。

二诊(2014年3月28日)　患者自述鼻涕已减少,但仍有遇刺激物喷嚏、流涕。继用上法治疗。

4周后,患者已无明显鼻炎症状,仅遇风寒偶有不适感。查体:双侧鼻黏膜红润,双侧鼻甲缩小,鼻窦无压痛。随访4个月患者病情稳定,无明显鼻炎症状,临床治愈。

按语　过敏性鼻炎主要表现为鼻腔黏膜的变性,是临床常见疾病,属于中医"鼻鼽""鼽嚏"等范畴,最早见于《素问·脉解》,其曰:"头痛、鼻鼽、腹肿者,阳明并于上,上者则其孙络太阴也,故头痛鼻鼽、腹肿也。"鼻鼽多由肺气虚,卫表不固,风寒乘虚而入,犯及鼻窍,邪正相搏,肺气不通,津液停聚,鼻窍壅塞,遂至喷嚏流清涕。此外,脾虚则脾气不能输布于肺,肺气亦虚,而肺气之根在肾,肾虚则摄纳无权,气不归元,风邪内侵。故鼻鼽病变在肺,其病理变化与脾、肾有关。刘少明老师认为,患者虽为青年男性,但其病程较长,且其脉细数,为本虚标实之证。故采用迎香、上星和太阳刺络放血,以通络开窍,祛在表之实。再灸神阙以补益脾肾之虚,标本兼顾,故邪祛正安,疾病方能在短期内恢复。还应嘱咐该患者注意休息,生活起居规律,注意防寒保暖以顾护正气,才能使邪不可干。

【病案12】张某,男,24岁,工人。2014年4月25日初诊。

患者1年来常有晨起鼻痒、鼻酸、打喷嚏、流清涕等症,鼻涕量多,质清稀,持续数分钟后如常人,遇粉尘、寒冷等刺激则喷嚏不止、鼻塞不通、流清涕。查体:鼻黏膜苍白水肿,双侧下鼻甲肿甚,畏风寒,神疲乏力。舌淡,舌体胖大边有齿痕,苔薄白,脉缓。

中医诊断 鼻鼽,证属肺脾气虚型。

西医诊断 过敏性鼻炎。

治疗 穴取大椎、气海、神阙及双侧迎香、上迎香、太阳、肺俞、脾俞、足三里。迎香、上迎香、太阳按揉至发红,用三棱针点刺放血,每穴出血2或3滴。大椎、肺俞、脾俞常规消毒,用皮肤针叩刺,至局部微微渗血为度。气海、神阙、足三里用雀啄灸20分钟。每周治疗2次。

患者治疗1次后即感鼻通舒畅,流涕减少;治疗6次后,症状明显减轻。嘱其平日服用中成药玉屏风散3个月以上,后随访,已痊愈。

按语 该患者素来身体虚弱,肺脾气虚,卫外不固,寒冷等外邪易袭,发为鼻鼽,治宜补脾益气、宣肺通鼻窍。迎香为手阳明经的止穴,位于鼻旁,通利鼻窍,治一切鼻病;上迎香位于鼻根,是治疗鼻炎的要穴;太阳为经外奇穴,对于头面部疾病有较好的疗效;外关为手少阳经络穴、八脉交会穴之一,为刘少明老师临床治疗头面五官科疾病的经验效穴,又可疏风宣肺;大椎、肺俞可起到振奋阳气、宣通鼻窍之效。另取脾俞、气海、足三里、神阙艾灸,可益气健脾、扶助正气。诸穴合用,共奏疏风宣肺、通利鼻窍之功。

【病案13】赵某,男,41岁,厨师。2013年10月14日初诊。

患者3年前到新疆,因工作原因长期饮酒,鼻尖、鼻翼逐渐出现毛细血管扩张伴有数个毛囊丘疹,每因饮酒后病情加重。经服中药及外擦软膏等虽可减轻,但反复发作,影响容貌。现症见:鼻尖、双侧鼻翼毛细血管扩张,伴数个毛囊丘疹,饮酒后加重。舌暗红,舌边有齿痕,苔白腻,脉弦滑。

中医诊断　鼻赤,证属肺胃蕴热、痰瘀阻络型。

西医诊断　酒糟鼻。

治疗　穴取鼻尖、大椎,双侧鼻翼处血络明显处、肺俞。以上部位消毒后,用一次性5号注射针头对血络处点刺。大椎、肺俞点刺后加拔罐。鼻部血络每周点刺2次;大椎、肺俞每周刺络放血1次。

二诊(2013年10月26日)　患者鼻部血络明显减轻,毛囊丘疹亦消失,舌脉仍同上。本次治疗穴取鼻部血络处及双侧阴陵泉、胃俞,对上述穴位刺络放血,每周治疗1次。

经4次治疗后,患者鼻部症状明显好转,饮酒后仅有轻度加重。随访3个月未复发,临床治愈。

按语　酒糟鼻又称酒渣鼻,古名鼻赤。《素问·热论》曰:"脾热病者,鼻先赤"。中医认为,酒糟鼻由脾胃湿热上蒸于肺所致。该患者嗜好饮酒,酒性辛温,少饮有疏通经脉、行气治血、温阳祛寒等功效。但该患者长期,大量饮酒,伤及脾胃,热蕴于胃,故而出现该症,且每于饮酒后症状加重。刘少明老师认为,此为肺胃蕴热、痰瘀阻络之证,采用局部刺血以祛瘀通络。大椎、肺俞刺络拔罐,以清泻热邪。该患者经2次治疗,症状即有明显好转。后取胃俞、阴陵泉刺络放血,以健脾化湿、清泻胃热;局部点刺可祛瘀通络。共经6次治疗,患者鼻部症状明显好转,饮酒后仅有轻度加重。随访3个月未复发,告愈。

(三)呃逆

【病案1】董某,女,55岁,农民。2013年7月23日初诊。

患者2个月来,呃逆反复发作,呃声连连,胸胁胀满不适,发怒或情志不畅后呃逆发作更甚,影响睡眠,每日发作4或5次,每次持续时间3～5分钟,现有口干口苦。舌红,苔薄白,脉弦。

中医诊断　呃逆,证属肝郁气滞型。

西医诊断　膈肌痉挛。

治疗 穴取膻中、中脘及双侧膈俞、内关、太冲、阳陵泉、曲泉。膻中、膈俞、中脘常规消毒,用三棱针点刺出血,加拔罐,留罐 10 分钟;内关、太冲附近选取紫红色瘀滞络脉,用三棱针点刺出血,直至血液颜色变淡;阳陵泉、曲泉常规消毒,以毫针针刺,行泻法,留针 30 分钟。隔日治疗 1 次。

治疗 1 次后,患者呃逆减轻,经过 3 次治疗后症状消失。随访 3 个月未复发,临床治愈。

按语 呃逆是脾胃病中的常见病,相当于西医的膈肌痉挛。中医认为本病主要由饮食不节、情志不畅、脾胃虚弱,或受风寒,伤及脾胃,引起胃气上逆所致。刘少明老师指出,该患者呃逆因发怒或情志不畅诱发,辨证为肝郁气滞,肝木乘土,土郁而胃气不降,上逆为呃逆之症,治宜疏肝理气、降逆和胃。穴取膻中为气会,近膈,有理气降逆之功;中脘为胃之募穴、腑会,功擅和胃健脾、通降脾气;内关为心包经络穴,可宽胸和胃,三者合用可除心胸气郁,共达理气降逆止呃之功。膈俞为血会,内应横膈,能够理气宽胸、活血通脉、利膈止呃。再取太冲、阳陵泉、曲泉针刺以达疏肝解郁之效。以上穴位共除心胸气机不畅,奏降逆除呃之效。患者经过 3 次治疗,呃逆即止。

【病案2】 邵某,男,75 岁,工人。2014 年 4 月 28 日初诊。

患者 2 周前因贪食生冷出现呃逆,经闭气、喝热水后可缓解,但立即复发。近 2 周呃逆反复发作,为求进一步系统治疗,遂来我科就诊。现症见:患者呃声连连,音低沉,精神差,面色晦暗。舌暗,苔白腻,脉沉细。

中医诊断 呃逆病,证属脾阳亏虚型。

西医诊断 膈肌痉挛。

治疗 穴取膻中、中脘及双侧膈俞、足三里、脾俞、胃俞。膻中、膈俞、中脘用三棱针点刺出血,并加拔罐;足三里、脾俞、胃俞、气海用皮肤针叩刺,以渗血为度,并行温和灸。

经治疗,患者呃逆症状明显减轻,自述呃逆发作次数减少,精神较前为佳。3 天后,又进行 1 次治疗,呃逆消失,临床治愈。

按语 呃逆即西医的膈肌痉挛,是由于膈肌、膈神经、迷走神经或中枢神经等受到刺激后,引起一侧或双侧膈肌的阵发性痉挛。刘少明老师指出,该患者为老年男性,年迈体弱,脾阳亏虚,脾之运化失司,水湿不运,聚而化痰,痰浊阻于胃气,致胃气不降,出现呃逆,可见呃声低沉、面色晦暗等症,故治宜温阳健脾、行气化浊、降逆止呃。穴取膻中为气会,近膈,有理气降逆之功;中脘为胃之募穴、腑会,功擅和胃健脾、通降脾气;膈俞为血会,内应横膈,能够理气宽胸、活血通脉、利膈止呃。再取足三里、脾俞、胃俞、气海,以毫针刺后温灸,取健脾益气、温健脾阳之效。上法同用,共达脾阳得复、胃气和降、呃逆消止之功。

【病案3】薛某,男,84岁,工人。2015年6月25日初诊。

患者8天前因受凉出现呃逆不止,饮食不受影响,睡眠不佳,须服用安眠药方能睡着。曾在当地诊断,排除脑部疾病,并行针刺及拔罐治疗,效果不明显。现患者呃逆不止,嗝声响亮,睡眠仍不佳。舌体略胖,质不红活,剥苔,脉细略数。

中医诊断　呃逆病,证属胃气上逆型。

西医诊断　膈肌痉挛。

治疗　穴取中脘及双侧胃俞、肝俞、膈俞,行刺络拔罐,待血自止。针刺翳风、攒竹、合谷、足三里,持续行针2分钟,手法较重,配合腹部按摩。经1次治疗,呃逆即止,后再未发作,临床治愈。

按语　该患者年逾八旬,年老体虚,正气亏虚,肝气偏盛,胃失和降,胃气上逆动膈而成,治宜和胃降逆、疏肝理气。穴取膈俞、胃俞、肝俞、中脘刺血,以通经活络、调节脏腑。攒竹为足太阳膀胱经穴,针灸攒竹可清膀胱经之热、降胃气而止呃。翳风穴是刘少明老师临床常用的止呃逆效穴,合谷、足三里可调阳明气血。采用摩腹之法可助脾胃运化、舒畅气血。诸穴诸法协同,达到降逆止呃作用。

【病案4】董某,男,54岁,工人。2015年4月14日初诊。

患者一天前因受凉,出现呃逆不止,伴恶心欲吐,自行将舌头拽出,干呕后,症状缓解。曾有呃逆病史。现患者呃声连连、声音洪亮。舌淡,苔白滑,脉沉缓。

中医诊断　呃逆病,证属寒凝气滞型。

西医诊断　膈肌痉挛。

治疗　穴取中脘及双侧膈俞、胃俞,用三棱针点刺出血,并加拔罐,待血自止即可;后艾灸上述腧穴及关元,每穴灸5分钟。

经治疗,患者呃逆声止,随访3天,无复发,临床治愈。

按语 该患者由于胃部受凉,寒凝胃脉,脉络不通,致胃气不和,不降反升为呃逆,治宜和胃降逆、散寒通络。故取膈俞、胃俞、中脘,各穴刺络放血,中脘为胃之募穴、腑会,功擅和胃健脾、通降胃气;胃俞为胃之背俞穴,为胃之经气输注之处,中脘、胃俞二者合用为俞募配穴法,共达和胃降逆止呃之效;膈俞为血会,内应横膈,能够理气宽胸、活血通脉、利膈止呃,是刘少明老师临床常用的经验效穴。再用艾火灸之以温胃散寒,使寒祛络通,胃气得降,呃逆自止。

(四)杂病

【病案1】 云某,男,29岁,工人。2013年8月16日初诊。

患者胃部嘈杂、反酸间断发作1年余。胃嘈杂反酸,每于食甜食后诱发,受凉亦复发。自述近来落发较多,素来脾气暴躁、易怒。曾行胃镜检查,结果示萎缩性胃炎。既往有轻度脂肪肝、高血脂症。查体:神志清,精神可,舌色淡暗,苔薄、黄白相间,脉沉细。

中医诊断 嘈杂,证属肝胃不和型。

西医诊断 反流性食管炎。

治疗 穴取中脘及双侧肝俞、脾俞、胃俞、足三里,用三棱针点刺出血,加拔罐;毫针刺太冲、三阴交,用平补平泻法。每周治疗2次。

二诊(2013年8月24日) 患者经过2次治疗,自感反酸及嘈杂感明显减轻,食欲增加,但受凉后仍可复发,余无异常。据证在原有治疗方法上,给予中脘部TDP照射。

后患者经4次治疗,自述症状消失,后随访2个月,未复发,临床治愈。

按语 嘈杂是指胃中空虚,似饥非饥,似辣非辣,似痛非痛,莫可名状,时作时止的病证。张景岳在《景岳全书·嘈杂》说:"嘈杂一证,或作或止,其为病也,则腹中空空,若无一物,似饥非饥,似辣非辣,似痛非痛,而胸膈懊恼,莫可名状,或得食而暂止,或食已而复嘈,或兼恶心,而渐见胃脘作痛。"中医认为本病的病位在胃,与肝、脾相关,病机关键为胃虚气逆。刘少明老师分析,该患者因工作时间不规律,导致饮食不节,损伤脾胃,且患者脾气素暴,肝郁气滞,进一步影响脾胃的升降功能,故见嘈杂、反酸,治宜疏肝理气,健脾和胃。穴取肝俞、脾俞、胃俞、中脘、足三里,用三棱针点刺放血,加拔罐,每罐出血约5mL。肝俞、脾俞、胃俞三穴为背俞穴,是脏腑之气输注之处,刺血以协调脏腑,诸穴共达疏肝和胃、健脾降逆之功。该患者经过4次治疗,即愈。

【病案2】蒲某,女,34岁,教师。2013年5月18日初诊。

患者素体气血亏虚,2周前突然感觉胃部胀满有下坠感,平卧时症状减轻,劳累后症状加重。外院诊断为"胃下垂、慢性胃炎"。经朋友介绍来我科治疗。现症见:胃部胀痛,有下垂感,神疲乏力,纳差,夜寐不佳,面白唇淡。舌边有齿痕,苔薄白,脉沉缓。

中医诊断　胃胀,证属气血亏虚型。

西医诊断　胃下垂。

治疗　穴取中脘、气海、关元、百会及双侧足三里、血海。中脘、气海、关元、血海用皮肤针叩刺致微微渗血,加拔罐10分钟。足三里点刺放血3～5滴,刺血完毕后加温和灸20分钟。百会亦用温和灸20分钟。隔日治疗1次。

患者治疗1次后,无明显变化,待第2次治疗时,患者感觉胃部蠕动,有上升感,偶感胸闷。经过6次治疗,患者自觉脘腹部下垂感减轻,腹胀亦减轻,食欲增加,后继续治疗1个月,复查胃下极在髂嵴连线4cm处,临床治愈。

按语　胃下垂属内脏下垂之一,常由中气下陷、升举无力所致。按常理,此种情况应禁刺血,但刘少明老师认为,该患者虽为气血亏虚、中气不足之象,但其症状伴有胃腹胀痛,"痛则不通",可见其确有邪实之证。《血证论》言:"其虚者未成者,更不可留邪为患……而虚证则不废实证诸方,恐其留邪为患也。"取中脘、足三里、气海、关元、血海等穴施以刺络放血,以激发经气、祛邪扶正、邪祛正安。刺后各穴及百会行灸法,以振奋阳气、升阳举陷,故而经6次治疗,症状即消,临床告愈。

【病案3】龚某,男,3岁。2015年5月14日初诊。

患儿食欲不振 3 月余,因家人溺爱,乳食失节,过食肥甘厚腻、生冷不洁之品,以致食积内停,久成疳积。现症见:体型瘦弱,面黄肌瘦,头发稀疏、发黄,不思饮食,精神较差,时而哭闹不休,大便时干时稀。舌淡,苔薄腻,脉沉细无力。

中医诊断 疳积,证属脾胃虚弱型。

西医诊断 消化不良。

治疗 穴取中脘及双侧四缝、足三里、胃俞、脾俞。四缝穴常规消毒,取粗毫针迅速刺入 1～2 分,立即出针,轻轻挤压针孔周围,挤出黄白色黏稠液体,或挤出血液少许。中脘、足三里常规消毒后,用粗毫针点刺数下,见针孔处出血后立即加拔罐,留罐 5 分钟,使出血少许。配合捏脊疗法。前 3 周每周治疗 2 次,后 3 周每周治疗 1 次。第 1 次治疗时,四缝穴从针孔处挤出黄白色黏液。

经 1 个疗程治疗后,黄白色黏液变为淡清液体,患儿食欲好转,面色逐渐红润。共治疗 6 次,患儿神情自然,体重较前增加,食欲正常,面色红润,临床治愈。

按语 疳积是疳证和积滞的总称,是由喂养不当或多种疾病影响,导致脾胃受损、气阴耗伤而形成的一种慢性疾病,临床以形体消瘦、面黄、毛发稀疏枯焦、腹部膨隆、精神萎靡为特征。积滞进一步发展可形成疳证,所以古人有"积为疳之母,有积不治,乃成疳证"之说。本病相当于西医的营养不良和多种维生素缺乏症及由此引起的并发症,多见于 5 岁以内婴幼儿,为儿科四大要证之一。中医认为,引起本病的主要原因为饮食不节,伤及脾胃,致脾胃运化功能失调,或脾胃虚弱,腐熟运化不及,乳食停滞不化,营养失调,疾病影响及先天禀赋不足等,其病变部位在脾胃,可涉及五脏。其基本病理改变为乳食停聚中脘,积而不化,气滞不行;积久不消,迁延失治,进一步损伤脾胃,脾胃失健,生化乏源,则气血不足,津液亏耗,肌肤、筋骨、经脉、脏腑失于濡养,日久则成疳积。治宜健脾和胃、理气消疳。刺四缝是刘少明老师临床治疗疳积最常用的经验效穴,有健脾消积、行气活血、消瘀止痛、调节阴阳平衡、提高免疫力、促进生长发育等作用。现代研究表明,刺四缝穴能调节人体的体液成分,促进血清钙、磷、胰蛋白酶、胰脂肪酶含量的增加,使胆汁、胰液分泌加强,碱性磷酸酶活性降低,从而改善消化不良、营养不良。中脘为胃之募穴,又为腑会,足三里为胃之合穴,两者共用有健运脾胃、益气养血、通调腑气、理气消疳之功。取脾俞、胃俞点刺微出血，以健脾和胃。故经 6 次治疗，患儿脾气得复，饭量增加，机体康健。

【病案4】薛某，女，26 岁，工人。2014 年 9 月 13 日初诊。

患者 2 个月前因劳累出现阴道出血，初始出血量较多，近 10 天来淋漓不尽，血色淡红，质清稀。此外还有头晕，神疲乏力，易出汗，小腹有坠胀感，纳差，大便稀溏。夜间睡眠较差、易醒，醒后不易入睡。经中西医治疗后，效果不太理想，故来我科求治。患者既往月经规律，现阴道出血淋漓不尽，查其手心冰凉，面色萎黄。舌淡，苔白，脉沉缓无力。

中医诊断　崩漏，证属脾虚不摄型。

西医诊断　功能性子宫出血。

治疗　穴取关元、气海及双侧大敦、隐白、三阴交、血海、膈俞、足三里。大敦、隐白用三棱针点刺放血，每穴出血 3~5 滴。三阴交、血海、膈俞用皮肤针叩刺至局部出血后加拔罐，留罐 10 分钟，共出血约 3mL。然后于关元、气海、足三里处用灸盒施灸 30 分钟；大敦、隐白温和灸各 10 分钟。

患者经 1 次治疗后，自述出血明显减少。后刺血 4 次，血止而愈。

按语　该患者月经淋漓不尽 2 个多月，血色淡红、质清稀，伴有头晕、神疲乏力、易出汗、小腹有坠胀感、纳差、大便稀溏等。一系列症状均和脾虚有关，脾虚不能统血，冲任不固，不能制约经血，使子宫藏泻失司，经血从胞宫非时妄行，治宜健脾益气、固血。点刺出少许血液，以激发经气。足太阴脾经的井穴隐白，有健脾和胃、益气摄血之功，临床上是治疗崩漏的有效穴位；大敦为足厥阴肝经的井穴，具有调理肝肾、调理冲任的作用；三阴交是足太阴脾经的腧穴，足三阴经的交会穴，可疏下焦、调血室；血海为刘少明老师治疗血证之要穴，对于妇科病尤效；膈俞为血会，可调理经血。以上穴位共用能够调冲任、理经血，达治崩止漏之功。另取关元、足三里、气海施以温灸，以温阳益气、摄血止崩。故患者经过 4 次治疗，血止而愈。

【病案5】周某，男，57 岁，工人。2015 年 3 月 23 日初诊。

患者 1 个月前因受凉出现面部歪斜，症见口角左歪，右侧皱眉困难，右眼闭合不全,无法完成龇牙、鼓腮吹气动作,右侧耳后乳突疼痛。在私人诊所经电针治疗后症状有所改善,但出现右口角不规律跳动,精神紧张时症状加重。现症见:患者右侧口角跳动,略有左歪,右眼睑闭合不全,面色正常,纳食可,夜寐安,二便调。舌淡,苔白腻,伸舌居中,脉缓。

中医诊断 面风,证属风痰阻络型。

西医诊断 面肌痉挛。

治疗 穴取患侧攒竹、阳白、四白、翳风、颊车、地仓、牵正、太阳,用毫针点刺,每次选取 4 穴,每穴刺 3~5 针,用手挤出血液 2 或 3 滴;风池、合谷、足三里、阴陵泉常规针刺,用平补平泻法。每日治疗 1 次。

二诊(2015 年 4 月 1 日) 经过 5 次治疗,患者自述口角抽动频率明显减少,可见患者右侧口角及眼睑症状均有所减轻。效不更方,继续采用上述方法治疗。

三诊(2015 年 4 月 15 日) 共经过 2 个疗程 14 次治疗,患者自述右侧口角抽动消失,面瘫症状亦恢复,临床治愈。

按语 面肌痉挛属于中医学"胞轮振跳""眼睑动""筋惕肉"的范畴,多由性急易怒,肝火内动,循经上扰,或劳伤过度,心脾两虚,血虚生风,经脉失养所致,病理机制为风火上扰脉络。该患者为面瘫后经治未愈,而复出现患侧口角抽动。查体:舌淡,苔白腻,据证为久病脾胃虚弱型。"脾为后天之本",气血生化之源不足,则肌肉失养,脾失运化,湿聚成痰,痰阻阳明经脉,风痰稽留经络,风痰相持,络脉失约,而致面肌抽搐,治宜缓肌急、通经络、调气血。依据中医"治风先治血,血行风自灭"的理论,故取面部经穴刺血,以疏调局部筋络气血、活血通络。同时针刺风池、合谷祛风通络;足三里、阴陵泉以扶正固本、健脾和胃、化湿。诸法同用,共达健脾化痰、祛风通络之功。故患者经 2 个疗程的治疗,病情痊愈。

【病案6】冯某,女,44 岁,工人。2015 年 4 月 17 日初诊。

患者 3 天前外出游玩,回来后出现口唇麻木,无其他特殊症状。3 天以来,口唇麻木未见缓解,今日遂来我科进行诊治。素来食纳可,睡眠尚可,二便调,月经正常。查体:患者神志清,精神可,面色晦暗。血压:130/90mmHg。舌淡,苔白,脉弦细。

中医诊断 痹病,证属瘀血阻络型。

西医诊断 口唇麻木。

治疗 穴取承浆、人中及双侧地仓,用1寸粗毫针点刺,每穴点刺7~10针,以微微渗血为度。经1次治疗,患者口唇麻木感即消,临床治愈。

按语 患者口唇麻木是因外出游玩劳累后正气不足,受外邪侵袭,气血失和,脉络不通,局部肌肤失于濡养而致。《灵枢·九针十二原》中说"放血出入……邪气得泄",《灵枢·小针解》中有"宛陈则除之者,去血脉也"。故采用局部刺络放血之法,以疏通经络、调和气血、调整阴阳,改变经络中气血运行不畅的病理变化,从而达到治病之目的。故该患者仅经1次治疗,疾病即愈。

【病案7】李某,男,19岁,学生。2015年4月15日初诊。

患者于半年前因学习压力大,情绪低落,晨起头重,头目不清,伴胸闷、心悸、喉部有痰,后至当地医院就诊,给予活血化瘀等药物治疗,效果不佳。平素怕冷,潮热盗汗,梦遗。近日症状加重,遂来我科就诊。查体:面色晦暗,神志不安,行为举止正常,声音言语清晰,夜寐可,食纳可,二便调。舌尖红,苔白腻,脉弦紧。

中医诊断 郁证,证属痰瘀互结型。

西医诊断 抑郁症。

治疗 穴取四神聪及双侧膈俞,用三棱针点刺出血,膈俞于刺血后加拔罐。刺络疗法结束后,行毫针针刺治疗。分两组取穴,第一组为中脘、鸠尾、中极及双侧风池、内关、丰隆、内庭、照海;第二组为大椎及双侧心俞、肝俞、肾俞、秩边、悬钟、昆仑。两组穴位每天交替使用,针用泻法,隔日治疗1次。

二诊(2015年4月21日) 经5次治疗,患者自述头重、头目不清较前明显改善,睡眠亦较前改善。舌尖红,苔白,脉弦。继续按上法治疗。

三诊(2015年4月26日) 经10次治疗,患者上述症状已消失,临床治愈,嘱其平素注意劳逸结合,加强身体锻炼,规律饮食。

按语 该患者虽以"头重,头目不清半年余"为主诉,但纵观病症特点,应诊断为"郁证"。"郁证"一名最早见于《医学正传》,该病病位在脑,为脑神失用所致。《灵枢·海论》说："脑为髓之海,髓海不足,脑转耳鸣,胫酸眩冒,目无所见,懈怠安卧。"临床可见暴怒愤郁,郁而化火,火灼津液,炼液成痰,上扰清窍,导致精神活动异常、健忘等症状。脑腑气机失调、脑功能活动受损是抑郁症的重要病因病机。故采用四神聪刺络放血以通脑络;膈俞刺络拔罐以活血化瘀、调畅胸膈气机。同时配合体针,穴取风池、中脘、鸠尾、中极、内关、丰隆、内庭、照海以清热化痰;大椎、心俞、肝俞、肾俞、秩边、悬钟、昆仑以平肝益髓。经过1个疗程的治疗,患者症状消失,临床告愈。该患者因生活起居无常而发病,故嘱其起居有常,注意加强体育锻炼,以助于巩固疗效。

【病案8】 李某,女,20岁,学生。2014年5月16日初诊。

患者4年前因学习压力大,出现失眠,进而心烦、坐卧不安,后经当地医院精神科诊断为"抑郁症",经治疗后有所好转。近2个月来因考试压力大,出现失眠、心烦等症状,随后到精神病院住院治疗,予以抗抑郁、电针及针灸治疗。患者自述症状有所缓解,为求进一步治疗来我科。现症见:头胀痛,麻木不适,平素喜卧、嗜睡、精神差,伴口干、口臭。食纳可,二便调,月经不规律、量少。舌红,苔少、黄燥,脉弦数。

中医诊断 郁证,证属肝郁痰热扰神型。

西医诊断 抑郁症。

治疗 穴取百会、四神聪及双侧风池、太阳、行间、中冲,用三棱针点刺出血,出血数滴;针刺中脘及双侧内关、足三里、太冲、丰隆,针用泻法,隔日治疗1次。患者经5次治疗后,自述精神较前明显好转,睡眠亦较前好转,但月经如期未至,在原穴基础上加刺双侧三阴交、子宫。

后经过10次治疗,患者自述症状明显好转,月经亦复至,临床显效。

按语 脑腑气机失调、脑功能活动受损是抑郁症的重要病因病机。该患者因高中时期学习压力大,忧思伤脾,脾气失运,痰浊内生,上扰脑髓,出现失眠、心烦、坐卧不安等郁证之象,后经治疗,病情好转。近2个月来,面临期末考试,同时又因琐事生气发怒,可见暴怒愤郁,郁而化火,火灼津液,炼液成痰,上扰清窍,导致精神活动异常、健忘等,故患者郁证复发。取百会、四神聪、风池、太阳刺络放血以通络、开窍醒神;行间刺血可倾泻肝火;中冲为心包之井穴,刺之可泻心火、畅情志;另针刺内关、足三里、中脘、太冲、丰隆以健脾化痰、行气解郁。各法同用,共达通脑窍、畅情志、解烦郁之功。后患者自述月经未至,于是加刺三阴交、子宫以调冲任、通调胞络,故该患者经治月经来至,余症消除。

【病案9】王某,女,28岁,工人。2015年7月27日初诊。

1周前患者因工作压力大、精神紧张,且与家人争吵后出现夜间难入睡、睡后易醒等症状,伴心烦易怒,食纳可。月经正常,经前出现胸胁胀痛,二便调。舌淡,舌边、尖红,苔少,少津,脉弦细。

中医诊断　不寐症,证属肝气郁结型。

西医诊断　失眠。

治疗　穴取印堂及双侧肝俞、太冲,用三棱针刺络放血。针刺百会及双侧神门、三阴交,用平补平泻法,隔日治疗1次。配以疏肝理气安神方药,药用淡竹叶9g、合欢花9g、麦冬9g、玄参9g、菊花6g,5剂,每日1剂,水煎服。

治疗后,患者当晚睡眠有所改善。经5次治疗后,患者睡眠恢复正常、心情舒畅,临床治愈。

按语　失眠又称"不寐""不得眠"。《灵枢·大惑论》说:"卫气不得入于阴,常留于阳,留于阳则阳气满,阳气满则阳跷盛,不得入于阴则阴气虚,故目不瞑矣。"阳不入阴,而发为不寐。该患者因精神紧张,复又与人争吵,郁怒伤肝,肝失调达,肝气郁结,郁而化火,扰动心神,而发为失眠,并伴有心烦易怒。胸胁为肝经所布,肝气郁滞,经气不通,故月经前有胸胁胀痛之症,治宜疏肝理气、安神定志。穴取肝俞、太冲刺络放血以疏肝解郁、调脏腑;印堂、百会为督脉穴,督脉入络于脑,刺之可安神定志;神门为心经之原穴,心主神志,刺之可调心气以安神;三阴交为肝、脾、肾三经交会穴,具有疏调肝、脾、肾三经之经气。并配以自拟疏肝清热、安神之中药汤剂服之,针药结合,共达调神镇静、助眠之效。

【病案10】纪某,男,62岁,退休。2019年7月8日初诊。

8年前患者遇烦心事之后,出现入睡困难、眠浅易醒、醒后难以入睡、多梦、烦躁、焦虑等症,后症状逐渐加重,甚则彻夜不眠。长期服用安定等药物,效果不明显,遂来就诊。现症见:患者形体偏瘦,面容发红,情绪低落,烦躁易怒,入睡困难,眠浅多梦,彻夜不眠,纳差,胃脘胀满,便秘。舌暗红,少苔,脉弦细涩。

中医诊断 不寐病,证属肝气郁结型。

西医诊断 顽固性失眠。

治疗 穴取双侧心俞、肝俞、脾俞、肺俞、肾俞、膈俞。取穴局部常规消毒,用一次性5号注射针头快速点刺8~10次,加拔罐,留罐12~15分钟。

二诊(2019年7月10) 患者自述睡眠有所改善,心烦症状有所缓解。继续采用上法治疗,隔日治疗1次,每周治疗3次,6次为1个疗程。嘱患者调畅心情,坚持适量运动。

刺络放血1个疗程后,患者睡眠明显改善,嘱患者安眠药用量减半。治疗2个疗程后,患者不服用安眠药可睡眠6~7小时,其他症状均有所缓解。继续丹栀逍遥散加味调理巩固,3个月后随访未复发,临床治愈。

按语 睡眠是人体的生理活动之一,睡眠活动是由脑神所主,心神所统,在脏腑功能相互协调的基础上共同完成的,因此睡眠是脏腑功能的体现,正如张仲景《金匮要略》所言"若五脏元真通畅,人即安和"。随着社会节奏的加快,人们工作和生活压力的增大,失眠越来越成为普遍现象。刘少明老师认为,导致失眠发生的因素复杂多样,主要病变在心,涉及肝、脾、肺、肾等多个脏腑功能,并且相互影响,导致气血、阴阳失调,经脉气机紊乱而致失眠。患者长期情志不畅,劳倦思虑则气结,《血证论》云"气结则血凝",郁而化火,扰动心神,病情迁延,影响五脏真元。背俞穴乃五脏气血、经脉输注之部位。心俞为心气所聚之处,能够调节心的气机,通心之络,改善心藏神功能;肝俞、脾俞乃肝脾之气输注背部的穴位,能够调畅气机、疏通经络、条达气血、养心安神;且以上诸穴皆分布在背部膀胱经或督脉上,又膀胱经循行过程中"上额交巅""其直者,从巅入络脑",督脉循行"上至风府,入脑,上巅"。刘少明老师擅长运用五脏背俞穴和膈俞穴进行刺络拔罐放血,调节脏腑气血,疏通脏腑经络,平衡脏腑阴阳,健脑安神,从而治疗顽固性失眠。联合中药内服能优势互补、增强疗效,故配合丹栀逍遥散加减,以疏肝清热调理巩固。

【病案 11】朱某,女,26 岁,护士。2014 年 8 月 24 日初诊。

4 天前,患者因受凉感冒后出现咳嗽,伴咳少量白色清稀痰。咳嗽于夜间加重,伴随畏寒、流涕、打喷嚏、鼻塞等症状。患者未服用药物,3 天后喷嚏、鼻塞、流涕好转,但仍咳嗽并咳有少量白痰,夜间咳嗽尤甚,影响睡眠。此次患者为求针灸治疗,故来我科。现症见:间断咳嗽,咳少量白色清稀痰,夜间咳嗽频繁并加重。舌红,苔白,脉浮细数。辅助检查:胸部 X 线片未见异常。

中医诊断 咳嗽,证属风寒袭肺型。

西医诊断 上呼吸道感染。

治疗 穴取大椎及双侧肺俞、中府、尺泽。用一次性 5 号注射针头对每个穴位刺 3~5 针,出血 3~5mL,并加拔罐,留罐 10 分钟。患者刺血后当天晚上咳嗽明显减轻,但有少量白色黏痰。

治疗 2 日后,患者咳嗽完全消失,临床治愈。

按语 该患者咳嗽由外感引起,根据病史及症状辨证为风寒袭肺。由于该患者舌脉显示已有外邪郁而化热之象,故刘少明老师认为可采用刺络放血之法。穴取大椎、尺泽以泻邪热;肺俞、中府为俞募配穴之法,有宣肺止咳、化痰之功。该患者经过 1 次治疗,其症状已明显减轻,说明病情轻浅,邪气在表,故而抓住时机以祛邪,经过 3 次治疗就以痊愈告终。

【病案 12】孙某,女,22 岁,学生。2013 年 11 月 12 日初诊。

患者 1 周前因感冒、发热后出现头痛,伴随咽部疼痛,在院外输液、口服抗生素治疗。经治后发热好转,但出现寒战、发热交替症状。因服用抗生素等疗效不明显,故来我科寻求治疗。现症见:头两侧疼痛,发热,口渴不甚,扁桃体发炎。便秘,5 天未解大便。查体:体温 38.7℃,扁桃体 Ⅱ° 肿大。舌红,苔黄,脉浮滑数。辅助检查:血常规示白细胞 $12.6×10^9$/L。

中医诊断 感冒,证属少阳发热。

西医诊断 上呼吸道感染。

治疗 穴取百会、大椎及双侧风池、肺俞、支沟。以上穴位常规消毒,用一次性 5 号注射针头对百会、风池点刺后,挤出数十滴血,余穴刺络放血后加拔罐,留罐10分钟。刺络放血后,患者头痛当即缓解,半小时后发热减轻,体温为38.2℃。

二诊(2013年11月13日)　患者自述体温正常,为37.2℃。昨日已解出黑色硬块大便,寒战已无,但仍有后头痛、咽痛等不适症状。查舌、脉较前好转。本次治疗穴取扁桃体局部、大椎、风府及头部阿是穴。令患者张口,左手持压舌板压住舌,右手持3寸毫针2支,对准扁桃体化脓处刺数十针。风府、头部阿是穴用一次性5号注射针头刺破皮肤,挤出血液5mL;大椎刺络放血后加拔罐,留罐10分钟。经刺络放血后,患者扁桃体肿胀减轻,头痛完全消失。2日后,病情痊愈。

按语　刺血疗法具有较好的清热泻火、宣畅气机之功,可令热随血出,故外感热邪及阳盛所致火热之证以刺络放血法治疗效佳。《素问·刺热论》就有记载:"肺热病者……刺手太阴、阳明,出血如大豆,立已。"《灵枢·刺节真邪》中也指出:"大热遍身,狂而妄见、妄闻、妄言,视足阳明及大络取之。虚者补之,实者泻之。"后世张景岳也明确指出:"三棱针出血,以泻诸阳热气。"这些都充分证明了刺血的清热泻火作用。该案中患者已发热一周,根据寒颤、发热交替等症状辨为少阳发热,故穴取风池、支沟清泻少阳之热,大椎为泻热之要穴;肺俞以宣肺解表;百会为督脉之穴,以泻阳热之邪。患者经1次治疗即热已退,但出现后头痛及咽喉疼痛,刘少明老师认为此时应据其症状取穴,故取大椎、风府、头部阿是穴刺络放血,以宣散局部之热邪,而达到通经活络止痛之效。取扁桃体局部刺血,以祛热毒瘀滞之恶血,故该患者经1次治疗症状消失,告愈。

【病案13】魏某,女,42岁,办事员。2014年7月10日初诊。

患者8年前左下肢内侧出现静脉曲张,并逐渐加重。2年前患者常于夜间休息时左下肢出现胀痛不适、影响睡眠。经口服药物、热敷、穿弹力袜后稍有好转,现来我处求治。现症见:左下肢上1/3处及内侧、腘窝处有明显静脉曲张,腿部胀痛不适,劳累后及平卧时腿部胀痛不适加重。舌淡红,苔白腻,舌底脉络迂曲,脉沉弱、双关脉弦。

中医诊断　筋瘤,证属气虚血瘀型。

西医诊断　左下肢静脉曲张。

治疗　穴取左侧委中、阴陵泉及静脉怒张处刺络放血。患者取站立位,静脉曲张处常规消毒,用一次性5号注射针头刺破以上部位,出血数滴后,加拔火罐,留罐10分钟。每周治疗1次。

患者经1次刺血后左腿胀痛明显缓解,1周后再行刺络放血1次,患者平时劳累后及夜间平卧腿部无不适。

二诊(2014年10月7日)　患者自述几个月前左腿部无明显不适,近日腿部前症复作,特来诊治。查体:左腿部上1/3处及左腿内侧可见明显静脉曲张,但较前明显减轻。舌淡暗,苔白腻、水滑,舌底脉络迂曲,脉沉弱、双关脉弦。穴取委中、阴陵泉及静脉怒张处刺血。患者取站立位,静脉曲张处常规消毒,用一次性5号注射针头刺破以上部位,出血数滴后,用火罐拔吸刺络点,留罐10分钟,每周治疗1次。外用水蛭加活络效灵丹,药用当归15g、丹参15g、乳香15g、没药15g、水蛭6g,于刺络放血后第3天水煎汤药,用毛巾热敷20分钟,每周治疗3次。

经刺络放血治疗后,患者在家热敷,腿部胀痛不适消失,随访半月未见异常,临床治愈。

按语　下肢静脉曲张是指下肢表浅静脉的曲张交错结聚成团块状的病变,俗称"炸筋腿"。中医学称之为"筋瘤",《外科正宗》对其有详细描述:"筋瘤者,坚而色紫,垒垒青筋,盘曲甚者,结若蚯蚓"。本病病因病机多为劳累过度,耗伤气血,中气下陷,筋脉松弛薄弱,或经久站立工作,经常负重及妊娠等因素,致使血滞于下,筋脉扩张充盈,交错盘曲而成。该患者静脉曲张已多年,因其工作性质需常年站立劳作,致使血瘀于下,根据舌脉表现,辨证为瘀血阻滞,兼有气虚。刘少明老师认为此时以祛瘀通络为首要,取下肢"血郄"——委中,以及静脉怒张处为刺血部位,以祛瘀通络、活血化瘀;又取脾经之合穴阴陵泉,有健脾化湿之效。经2次治疗,疼痛不适症状消失。时隔3个月,患者腿部症状复发,且有加重之势,查体见左下肢瘀滞之象突显,刘少明老师认为,本次治疗除采用刺络放血疗法外,还应配合活血化瘀通络之药热敷以巩固疗效,故用活络效灵丹加通络之水蛭。

【病案 14】 王某,女,24 岁,农民。2012 年 8 月 23 日初诊。

1 年来,患者大便时常有脱出物,能自行回纳,此次急性加重,伴肛门坠胀、疼痛。肛肠科检查见:肛门齿状线 3 点处有一痔核,质柔软,有触痛。患者拒绝手术治疗,故来我科寻求针灸治疗。舌暗红,苔白,脉弦涩。

中医诊断 痔疾,证属气滞血瘀型。

西医诊断 痔疮。

治疗 取龈交附近的阳性反应点及双侧二白、次髎、三阴交、膈俞。暴露患者上唇系带,可见龈交穴处有一白色粟米样点,用三棱针挑断粟米样点,使其少量出血,每周 1 次。二白、次髎、三阴交、膈俞用毫针针刺,行泻法,留针 30 分钟,隔日治疗 1 次。并嘱患者多吃富含维生素的食物,多饮水,避免辛辣、刺激性食物。注意肛门清洁卫生,每日进行温水坐浴。经 1 次治疗后,患者肛门疼痛有所减轻,便时无脱出物。

治疗 3 次后,患者自觉症状消失,巩固治疗 3 次。3 个月后随访未见复发,临床治愈。

按语 痔疮又称痔疾,常由湿热、瘀血等闭阻于肛肠、肛门所致。该患者病情反复发作 1 年,痔核触痛明显,舌暗红,脉弦涩,均提示为气滞血瘀闭阻于肛门之证,治宜活血化瘀、通络止痛。故选取龈交附近阳性反应点,用三棱针挑刺以祛瘀通络。再取治疗痔疮之要穴二白,以及次髎、三阴交、膈俞用毫针针刺,行泻法,以行气活血止痛。故治疗 6 次,病情痊愈。

第六章　刘少明学术访谈

一、关于"刺络亦可以补虚"理论的探讨

问：刺络疗法在教材中的功效表述为"通经活络、开窍泻热、消肿止痛"，显然是以泻实为主，也就是说，临床中，虚损性疾病通常被刺络疗法列为禁忌证，那么刺络疗法是否具有补虚的作用？

答："通经活络、开窍泻热、消肿止痛"等是公认的刺络放血疗法的功效，但刺络疗法能够用于虚证的理论实际上早在《黄帝内经》中就有论述。比如，《灵枢·巅狂》中说道："短气息短不属，动作气索，补足少阴，去血络也。"《素问·脏气法时论》中记载了五脏虚证用刺血治疗的内容，"心病者，胸中痛，胁支满，胁下痛，膺背肩甲间病，两臂内痛；虚则胸腹大，胁下与腰相引而痛，取其经，少阴、太阳舌下血者。"《黄帝内经》之后的历代医家亦有刺络治疗虚证的记载，比如说，孙思邈在《千金方》中记有"胃虚令人病善饥不能食，支满腹大，刺足阳明、太阳横络出血。"李东垣在《脾胃论》中载有："凡脾胃虚弱，感湿成痰者，三里、气街以三棱针出血。若不愈，再刺足之上廉出血。"对虚证大胆点刺出血，取得了立竿见影的疗效，这也是李东垣在治疗上的一大成就，并且扩大了刺血疗法的应用范围。同时期名家张从正在《儒门事亲》中提到"面肿风"医案："头项遍肿连一目，状若半壶，其脉洪大……风肿宜汗……以草茎鼻中，大出血，立愈。"另外，《儒门事亲》中还记载有刺血治疗大热病汗后、劳累之后及年衰火旺之人头发早白、脱白屑等阴虚火旺证，获效亦佳。清代医家傅青主采用眉心刺血，治

疗气血两脱之产后血晕不语等，对今天针灸治疗妇产科疾病仍有一定影响。

《素问·三部九候论》说："必先度其肥瘦，以调其气之虚实，实则泻之，虚则补之，必先去其血脉而后调之，无问其病，以平为期。"《素问·血气形志》云："凡治病先去其血……然后泻有余、补不足。"《黄帝内经》认为，无论虚实必先刺其血络而后调之，也就是说，刺络疗法并不是治疗实证的专利。刺络疗法在有些虚证中的应用同样可以取得显著疗效。我在临床中应用刺络之法治疗一些虚损性的疾病，如中气下陷所致的胃下垂，效果就很好。再如小儿疳积多为脾胃虚弱之证，用刺四缝之法，效果颇佳，因此不能将刺络之法统归于泻的作用。

问：刺络是以三棱针刺破皮肤，放出一定量的血液，那么对于血虚、气虚的患者采用此方法是否会伤及气血，导致虚者更虚，犯虚虚实实之误？

答：我们可以认为刺络疗法实际上是一种刺激方法，通过刺络与放出少量血液，这只是一种伴随的状况，放血并不是目的。因此，采用刺络补虚时，要求刺中络脉即可，可采用点刺、散刺或皮肤针叩刺，使之仅为充血或微见血迹，或放出少量血液。利用这种方法，通过对络脉的刺激达到激发、调动机体内在抗病能力，扶正补虚的目的。也就是说，刺络这一方法本身也会产生一定的针刺效应，而不仅仅简单地认为是放出瘀血。既然刺络能产生一定的针刺效应，那么它也就具有补虚泻实的功效。

在临床中，只要刺络放血方法应用得当，是不会损伤正气的，关键在于刺血手法的熟练和对出血量的严格把握。对于虚证的治疗来说，采用刺络时的刺血量显然较实证的要少些。若刺血量用毫升和滴来计算的话，一般来说总出血量小于 5mL，是不会导致虚者更虚的。另外，在临床中应用刺络之法治疗虚证，除了手法有要求之外，还要注重刺血部位的选取，应注重辨证，根据经络腧穴理论，利用腧穴的补泻功效，达到"虚者补之"的目的。

问：在临床中是如何掌握虚证的刺血量和部位选择的？

答：一般而言，选用的刺血工具一定要合适，常用相对较细的三棱针、注射针头、毫针或皮肤针。点刺的针数要少,点刺后不加拔罐,用手挤压出血即可。对于部位,我们尽量避开较为粗大的络脉。应该根据经络、脏腑辨证选穴,背俞穴、原穴、任脉、督脉的腧穴是常用选部位。

问:久病、慢性虚损性疾病用刺络疗法的中医理论是什么?如中气下陷导致的内脏下垂、胃下垂等采用刺络疗法的理论又是什么?

答:所谓久病入络,正如《灵枢·百病始生》所说:"是故虚邪之中人也,始于皮肤……入则抵深……留而不去,则传舍于络脉……留而不去,传舍于经……留而不去,传舍于俞……留而不去,传舍于肠胃之外,募原之间,留着于脉,稽留而不去,息而成积,或着孙脉,或着络脉。"其明确说明了病邪由经入络的发展规律,也反映了多种迁延难治性疾病由经入络的病理过程。病久正气耗损,脏腑之络空虚,病邪乘虚而入,邪气病久入深,盘踞不去,病情深痼难愈。久病气血暗耗,五脏六腑皆失濡养。络脉由经脉支横别出、逐层细分、网状分部,是经络系统的有机组成部分,承载着经脉主导的生理功能。络脉广泛分布于内脏与外在体表之中,成为维持脏腑之间、脏腑与外在环境之间广泛联系、协调平衡的通络。通过刺激络脉(以刺络方式为主),可祛除络脉之痼邪,同时又有扶助正气、协调脏腑阴阳之效。

另外,气为血之帅,血为气之母,气中有血,血中有气,《读医随笔》曰"气虚不足以推血,则血必有瘀",所谓"刺络出血,针与之相逢而得气"。通过刺络放血,使新血得生,气随血生,这样各种中气下陷之内脏下垂之症必然得愈。

问:您如何看待采用刺络疗法治疗虚证、寒证与实证的区别?

答:两者显然是不一样的。一是选穴不同,根据"虚则补之"的原则,选取具有补益作用的经脉腧穴。二是手法不同,常采用粗毫针点刺,或皮肤针叩刺,配合艾灸等疗法以补虚散寒。三是出血量不同,在临床治疗虚证时,其出血量较实证为少,一般控制在 1~2mL 或数滴,甚至以刺血部位微微渗血为度。也就是说,临床应用刺络疗法的关键在于辨清疾病本身的性质,在恰当的时机,正确选用刺络放血的部位和手法,掌握好出血量和治疗时间。使得施用刺络放血疗法祛邪扶正、调整阴阳的同时,又不致耗伤精血。

二、对阿是穴的理论探讨

问:您是如何看待阿是穴的?

答:"阿是穴",最早是由唐代孙思邈提出,见于他的《千金要方》"吴蜀多行灸法,有阿是之法。言人有病痛,即令捏其上,若里当其处,不问孔穴,即得便快或痛处,即云'阿是'。灸刺皆验,故曰阿是穴也。"根据这段话的意思可以理解为,孙思邈将阿是穴定义为压痛点或按揉后令患者感到舒快的点。阿是穴的"阿是"理论,是孙思邈在《黄帝内经》等经典理论的继承和发展的基础上,结合对吴蜀人民施行"阿是"法的考察收集,并经过数十年的临证实践,验证了"阿是"之法是可取的,发现了"刺灸皆验"的"阿是穴",明确提出了"阿是"理论。也就是说,汇集唐以前针灸精华,总结数十年临证经验,是"阿是"理论的来源。

现在有些人将阿是穴和《黄帝内经》中的"以痛为腧"相提并论,我对此不认可。"以痛为腧"出自《灵枢·经筋》篇中,是针对经筋病症所提出的针刺方法。我们知道,经筋病的特点是经筋分布之处出现拘急疼痛,"以痛为腧"是以经筋病局部(即痛处)为针刺点。而"阿是穴"则是包括"以痛为腧"在内的以病患处或他处反应点作为针刺点。

关于阿是穴的概念,咱们教材中是这样说的:阿是穴是指一类无固定名称、无固定位置,而是以压痛点或病变局部或其他反应点的腧穴,又称"天应穴""不定穴""压痛点"。显然这个概念是除去经穴和奇穴以外的腧穴,孙思邈的《千金要方》说得很清楚:"若里当其处,不问孔穴,即得便快或痛处,即云'阿是'"。"不问孔穴"指不管是不是经穴,也就是说,阿是穴可以是经穴,也可以是经外穴,是机体处于病理状态时的反应点。在我来看,关于阿是穴的定义应该是,以压痛点、病变局部或其他部位阳性反应点的腧穴,它既可以是经穴、奇穴,也可以是经穴、奇穴以外的腧穴。

问:"阿是穴"与穴位特异性相矛盾吗?

答:是不矛盾的。穴位的特异性是指不同的穴位对某一或某些内脏、躯体的功能或病痛具有别于其他穴位的反映和调整或功能。众所周知,阿是穴的理论源于《灵枢·经筋》篇"以痛为输"的记载,孙思邈对阿是穴做了较为详细的定义。从腧穴发展演变的历史过程中可得知,阿是穴应包括有其他常用穴或经穴。我们知道,穴位理论发展经历了从无定名定位逐渐演变到有定名定位,并有经脉归属与不归属的系统状态。阿是穴也可以是具有特异性功能的经穴或常用穴位,从针灸穴位理论来说,它们也一样具有特异性功能。

问:在临床中,不同类型的病症,其相对应的阿是穴的形式是否一致? 如果不一致,是否有规律可循?

答:阿是穴早先解释为因其按压痛处,患者会"啊"的一声,故名为"阿是";在《针灸学辞典》中解释为:"阿是穴指按压痛点取穴……'阿',原指对痛感的惊叫声"。在临床中,具体到阿是穴的定取与病症及其性质有着很大的关系。寻找压痛点,即用手指循按、点压、询问最痛处,这种阿是穴常见于痛证的治疗选穴中。除了压痛点外,在病变局部或病变部位涉及的经脉、经筋,循经查找显露迂曲的血络,也是痛证治疗中常选的阿是穴所在之处。如头痛,特别是顽固性头痛,常在其痛处局部及周围寻找显露血络作为施术部位,效果较好。脏腑疾病常在临近脏腑的位置,如背俞穴、募穴等处有阳性反应物。此外,要和辨证及辨经结合起来。也就是说这类疾病的"阿是穴"多出现在脏腑所在的部位和其相关经络循行路线上,阳性反应物也可在本脏腑相关的其他脏腑对应的俞、募穴或经脉上出现。如胃病,可在胃的俞、募穴上及胃经上寻找阳性反应点。脾胃相表里,也可在脾的俞、募穴或脾经上寻找阳性反应点。若为肝气犯胃证,这个阳性反应点可在肝的俞、募穴及肝经上寻找。

问:确定阿是穴的方法有哪些?

答:一是目测,观察皮损局部即是阿是穴。针对皮肤病而言,也可以在病变对应的部位观察皮肤色泽及形态的改变,如色素沉着处、血络凸显处等作为阿是穴;二是触按,根据患者感觉到的某部疼痛范围进行触摸、按压,寻找最痛点,或按后病缓之处;三是推揉,用拇指或中指指腹沿经脉逆顺方向推按、拨揉,根据病变部位与脏腑经脉的关系,在相关经脉上推按寻找痛点及阳性反应物,在相关经筋上拨揉寻找阳性反应点等;四是点按,主要是根据"腧穴是病候的反应点"这一特点,常在俞穴、募穴、原穴、郄穴等特定穴上进行点按,推拨寻找痛点或阳性反应物,如结节、条索状物等。比如,不思饮食、腹胀、胃气上逆、胃痛,点按胃俞穴则有条索状结节和轻痛感。总之,阿是穴的确定一定要贯穿"整体观"和"辨证论治"思想。

问:阿是穴在临床中如何应用?

答:阿是穴的应用,即"阿是"之法则,贯穿于诊断、治疗和疗效评价的全过程。"有诸内,必形于诸外",在诊断中,通过寻找阿是穴,根据其对应的脏腑经络关系,可判断相应脏腑、经络的病症。如承淡安《针灸薪传集》曰:"以手按中府,痛者为肺病,痛而发惊者为肺破,难治。"在治疗疾病过程中,阿是穴又是最佳刺激部位,其治疗方法与病变有关,可采用点刺放血、挑刺、针刺或推拿等方法,都能取得较好的效果。

三、关于"热病用灸"理论的探讨

问:刘老师,我看您在临床中除了善用刺血疗法之外,还善用灸法,特别是在一些热证的治疗中也会使用灸法。目前,对于热证用灸法有两种截然不同的观点:一种是热证禁灸,一种是热证可灸、宜灸、贵灸。您是怎么看待这个问题的?

答:我们知道《灵枢·官能》有说"针所不为,灸之所宜",《医学入门》里提到"凡病药之不及,针之不到,必须灸之",前人亦有"知药不知针,知针不知灸,不足为上医"之说。也就是说,灸法在疾病防治中占有重要的地位。临床中,我们不单要掌握针法,同时也要恰如其分的用好灸法,这也是作为一名针灸人必备的基本技能。说到热证用灸法,确有热病不可灸和热病可灸的两大相悖的观点。前者认为，热病用灸易伤津耗液，加重病情；后者则认为，热病应大灸、贵灸。自从《伤寒论》问世，这两种说法就争论不休，我对上述两种说法都不能完全认同。什么样的热病可灸？怎样灸？什么样的热病不可灸？就是摆在我们面前的问题。大家都知道，临床疗效是判断方法正确与否的唯一标准，也就是说立足于中医辨证论治思维模式，怎样运用有独特作用的疗法来治疗疾病，是我们亟待解决的问题。

问：您采用灸法治疗的热病中都包含哪些热证？这与《伤寒论》中所言"热病禁灸"的理论是否矛盾？

答：临床中，我用灸法治疗的热病，包括外感、内伤及外科痈疖、疮疡等。我认为热证禁灸是对《伤寒论》的误解。《伤寒论》中虽有多处论及"火逆"与"火害"之处，但具体分析来看，导致这种结果的是诸如被火、火劫、火熏、热熨、温针与烧针以及灸等一类与火热有关的治疗方法的应用不当。纵观《伤寒论》中，其称灸的有10条，有4条认为如用灸不当，就会出现咽燥、唾血、焦骨伤筋、腰以下重而痹等几种不良作用。张仲景应用火热之法治热证也有记载，如在太阳病脉症中说："二阳并病……阳气怫郁在表，当解之熏之"。而后世一直沿用，并未废止。另外，《伤寒论》提到的有关热病不灸，如"脉浮热甚"等，是不主张对"脉浮热甚"者用灸。因此，若"热病禁灸"的这一说法来概括仲景的学术思想，显然是片面的。从这个意义上说，我在临床中应用灸法治疗热病，与《伤寒论》的观点是一致的。

问：热证用灸法的机理有哪些？灸法能"温通经络""温能助阳通经"，如何达到泻热之目的？

答：关于热证用灸的机理，在《黄帝内经》中就有所阐述。如《素问·热病》记载"今夫热病者，皆伤寒之类也"，《素问·骨空》说"灸寒热之法，先灸项大椎，以年为壮数，次灸橛骨，以年为壮数"。用灸法能针对外感发热的病因寒邪疏风解表而退热，也就是说灸能疏风解表，治疗外感发热。再如《灵枢·刺节真邪》说："上热下寒，先刺其项太阳，久留之已刺则熨项与肩脚，令热下合乃止，此所谓推而上之者也。"针刺后再以火灸温熨,能通经气、协调阴阳、导气解结、热郁自除。总的来说,关于热病用灸的机理从以下几个方面进行阐述:一是引郁热之邪外达,如《医学入门》有说"热者灸之,引郁热之气外发,火就燥之义也"。二是疏通经络,协调阴阳。灸法可以通过刺激穴位,使经络通畅,阴阳协调,从而达到阴平阳秘。三是阳生阴长,从阳引阴。扶正益气,虚热可治,正如朱丹溪所说:"大病虚脱,本是阴虚,用艾灸丹田者,所以补阳,阳生阴长故也"。现代医学也对灸法治疗热病的机制做了大量的研究。已证实灸法可抑制炎性细胞的产生,促进细胞代谢,抑制自由基的产生,促进内环境的稳定;灸法抗炎的同时可增强自身免疫力;艾灸可调节中枢神经递质水平,提高神经兴奋性,有利于肿胀的缓解,等等。无论是中医理论,还是现代医学的研究,都佐证了灸法可用于治疗热证的事实。

灸法既能温,又能通。所以灸法作用于人体,既对人体产生温的作用,又对人体产生通的作用。温能助阳化气,通能疏通经络,开辟门户,引邪外出。哪种作用占主导,就涉及灸法的补泻。《灵枢·背俞》对灸法补泻有这样的论述:"以火补者,勿吹其火,须自灭也。以火泻者,疾吹其火,传其艾,须其火灭也。"补法火力温和、时间稍长,能使真气聚而不散;泻法火力较猛而时间较短,能透邪外出,促使邪气得以消散。由上可知,灸法补法是取"少火生气"之意,以温的作用占主导;泻法是取"壮火食气"之意,以通的作用占主导。少火以生气,使元气充足,阴随阳长,则虚热可治;壮火以食气,使气散泻,阳热得出,则实热可疗。周楣声的《灸赋》中曰:"夫人有虚实,药有补功;病有寒热,治有反从。寒凝气陷,灸之所擅;热升火郁,灸更有功。"

问:您在临床实践中是如何实现热病用灸法的?

答:一是通过经络的作用实现,《灵枢》中关于经络有多处论述:"经脉……内属于府藏,外络于支节""处百病,调虚实""行气血而营阴阳"。《素问·气穴论》指出孙络能"以溢奇邪,以通营卫"。经络能调虚实、溢奇邪、通营卫,具有泻邪气的作用;同时,经络有运输渗灌的作用,即经络有濡养补益的作用。通过灸法的适宜刺激,使经络发挥良性的调节作用,根据热证的虚实、机体所表现的不同状态、经络的阴阳属性,选取相应经脉的腧穴进行艾灸,发挥经络泻实热和清虚热的作用。如灸督脉及膀胱经腧穴,可以从阳引阴,多用于治疗虚热证。

二是通过腧穴的属性发挥灸法治热的作用。腧穴有些偏泻,有些偏补,根据这些特点,在临床中选取相应的腧穴以灸之,发挥其泻实热或清虚热的作用。如大椎、风池这类腧穴长于治表证、热证,在刺激这些穴位时表现出来的作用则偏于泻,艾灸这类腧穴就可以达到治疗表实热证的作用。临床中,我们常用灸少商治疗火热所致鼻衄,灸劳宫治疗心火炎上的口腔溃疡等。又如肺俞、肝俞、肾俞、三阴交,这些穴位是偏于补益的,灸这类腧穴可以激发肺、肝、脾、肾的濡养功能而治疗虚热证。

三是通过灸法的补泻来实现。根据艾灸时火力的峻猛与和缓,达到泻实热或清虚热之效。

四是通过采用不同的灸治方法来实现。如在临床中,常用铺棉灸治疗热毒侵袭之带状疱疹,灯火灸治疗热毒壅盛之小儿腮腺炎,隔蒜灸治疗热毒上攻、瘙痒,隔姜灸治疗肺结核等。

通过大量的临床实践,证明热病宜灸的科学性、有效性。在临床应用中,要在前人的基础上,采取批判性的继承,遵循辨证施治,因时、因地、因人治宜,在适宜的状态下,发挥灸法的最佳疗效。

问:近年来,出现"重针轻灸"的现象,特别是在北方城市中,灸法的临床应用有萎缩的倾向。对于如何使灸法更好地在临床中推广应用,您有没有好的建议?

答:目前灸法的应用趋于萎缩确实是一个现状,一是与医疗人员用灸法的意识淡薄有关系,对灸法作用的宣传不够,进而使广大群众缺乏对灸法的认识;二是由于一些客观原因对灸法的推广应用造成一定阻碍,如灸疗时带来的烟不能及时排出,影响诊疗环境等。

灸法能温阳散寒、疏风解表、行气活血、拔毒泻热、扶正益气,用好灸法不仅能发挥其治疗疾病的作用,还能保健强身。因此在临床中,提倡、强调和重视灸法的作用,要有博大的胸怀,取长补短,最终发挥灸法的最大疗效。要善于钻研,研制新型灸材,如改变艾的状态,使其燃烧后具有无烟、无味等特点,减少或避免环境污染等。

另外,作为医者要善于从临床中总结,从前人经验中得到启发,在同行中进行借鉴,以开拓自己的思路和方法,在临床实践中验证,充分发挥灸法的魅力。

四、学习中医的心得

问:针灸临床的疗法有很多,为什么您偏爱采用刺血疗法治疗疾病呢?其中有什么故事?

答:这和我青少年时期的一个经历有关。我曾经一段时间肩部因受凉疼痛不已,某天帮家里做农活,不小心将自己前臂内侧面靠近内关穴的地方用镰刀划伤,流出大量鲜血,后来发现自己肩关节处的疼痛消失。进入大学学习针灸后,回想起当初的经历,也算是一个典型的刺血疗法的验案。在临床工作中经不断实践,发现采用该方法治疗一些痛证、疑难杂症均可收到意想不到的效果,又不断地总结,寻找其治病的规律。也就是说,这是一个从偶然到必然的过程。从这个事也告诉大家,作为医者,在临床实践中要善于发现,善于总结,善于思考,不断提升自己的业务水平。

问:您对目前针灸临床现状有何看法,对年轻一代的医生有何寄语?

答:现在临床中,门诊患者量大,有些医院针灸医师对患者的针刺操作千篇一律。比如,对面瘫患者的治疗,什么人来了都是一个样,辨证不准,更谈不上什么针法。针刺进入皮肤后,接上电针就算完事,完全是机械操作,和一个机器人并无区别,这样操作的临床疗效如何,很值得我们大家思考。我建议年轻的医师在临床中要善于收集病例,详记病史,勤于总结,这是提高自己诊疗水平的一个手段。

在治疗过程中,思维要多、广,擅于灵活运用已学的中医基础理论、经络理论知识,比如络脉、经筋、标本根结理论等,详加辨证,以取得较好疗效。在闲暇之时要精读医典,丰富临床思维。

问:说到精读医典,您认为作为一名针灸医师,应该读哪些经典,如何精读?

答:作为一名中医医师必须熟悉《伤寒论浅注补正》《金匮要略浅注补正》《医经精义》《血证论》《本草问答》等经典医籍,才能使自己有坚实的中医基础理论知识。还应参阅各家医案、临床报道,熟记《方剂歌诀》及经络腧穴等。作为针灸医师则必须熟记《灵枢》的《九针十二原》《本输》《小针解》《邪气脏腑病形》《根结》《寿夭刚柔》《官针》《本神》《终始》《经脉》《骨度》《五十营》《营气》《脉度》《营卫生会》《四十气》等篇章,并阅读历代针灸名著,如《针灸甲乙经》《针灸资生经》《奇经八脉考》《针灸聚英》《备急灸法》《铜人腧穴针灸图经》《针灸问对》《针灸大成》《针灸素难要旨》《十四经发挥》《神灸经纶》《针灸歌赋》等。通过对以上经典名著的学习,使自己在专业上达到专精、博学。

就如何精读经典来说,在读一部经典之前,首先应搞清楚该部著作的核心内容讲的是什么,再看目录,根据自己的需要,有目的地去读。同时,参考前人对经典的注释,结合自己的临床,去领悟著作的真谛。"书读百遍,其义自见",书不熟则理不明,学医最重要的是懂得医理,医理不明,临证犹豫不决,只有把理、法、方、药的一些基本问题背诵牢记,才不致临证茫然。背诵必须择句择段,如《黄帝内经》上说:"邪气盛则实,精气夺则虚",仅 10 个字就把疾病形成的虚实和发生疾病的决定因素明确地指了出来。通过精读经典,熟记中医基础理论,才能融会贯通。针灸病种复杂,涉及的患者来源于各科,所以作为一名针灸医生,不仅要熟练掌握本专业的相关知识,还要对临床其他各科的疾病诊治都要熟悉和了解,这样才能准确辨证施治而获良效。

问:在现今的医疗环境下,作为针灸医师在临床中应该注意什么?

答:作为一名针灸医师,我认为要从三个方面着手。一是要有良好的医德。医德最充分的体现是高度的责任心、同情心,学会换位思考,顾及患者的需要,尊重患者的权利,比如尽量减少患者病痛,缩短治疗时间,以期达到最好疗效。医生的治疗不仅是医治的结果,还包括对患者精神上的慰藉。严格按章办事、规范操作,对患者一视同仁。二是提高自己的语言沟通能力。在实际工作中灵活运用语言、行为、心理技巧沟通交流,与患者成为朋友。三是提高医生的自身素质。作为针灸医师要有过硬的专业技术,不断学习专业知识,以严谨的科学作风使技术精益求精。在诊断、治疗过程中,要认真细致、严谨周密、实事求是、坚决杜绝一切由于缺乏责任感而造成的拖延、差错、事故,从而取得患者的信任与尊重。其实就一句话:"无愧我心,尽力而为"。

问:您对中医教育和传承如何做得更好,有哪些建议?

答:学中医易,学好中医难;读中医易,读懂中医难;传承中医易,传承好中医难,这是中医学的特点。在中医院校"校承"过程中,往往忽视了中医传承的最佳模式:就是理论与临床实践相结合。师承模式能让中医在传承过程中达到理论与临床相结合。现在,我们国家对中医非常重视,从学校到医院,从教学到科研,国家都加大了扶持力度。对于中医人,在如此好的中医环境中,应把握好机会。现在中医院校都在转变教育模式,将师承方式融入院校教育,也是很好的办法。

关于指导老师,我们可以不限于国家级、省级名老中医,实际上,民间一些家传的中医也很值得挖掘和传承。作为传承人,要具备一定的中医文化背景,中医的学习就是一个"悟"字,要努力认真,从自己做起,从一点一滴做起,从每一个小病做起,学好技术,诚实认真,虚心勤奋,做好理论的传承,经验的传承。中医的发展离不开临床,在临床中实践并感悟,在传承的基础上创新和发展,为中医的传承做好应有的贡献。

五、重视中医基础理论对临床的指导

问:您在临床中常教导我们要熟悉中医基础理论,这对于刺血疗法有什么作用?

答:对于中医诊疗疾病来讲,无论我们采取什么治疗方法都不能游离于中医基础理论之外。就拿刺血疗法来讲,我们在诊断、治疗之前一定要对患者进行望、闻、问、切四诊合参,这离不开中医的基础理论。在刺血之前我们还要认真观察患者的整体情况以确定刺血量,这个做法的指导思想就是中医的整体观念。比如,一名急性面瘫的患者,我们辨证为"气虚血瘀兼痰阻",以益气活血通络、化痰除湿为主要治疗原则,确定要在翳风进行刺血。常规情况下,在急性期,刺血量要求达到5~10mL,常于三棱针刺血后,在局部加拔罐,以放出较大血量,达到预定标准,即行起罐,血尽邪出,疗效迅速。但是我们发现患者虽然诊断为"气虚血瘀兼痰阻",但整体情况较差,身体羸弱,面色无华,气短懒言,这时候刺血应以放出少量血为宜。一般采用皮肤针叩刺,以出血为度,总出血量一般不超过2mL。因患者正气虚弱,祛瘀同时还应顾护正气,若出血量过大,则更易伤及正气,反而不利于面瘫的恢复。这就体现了中医的整体观念和因人制宜,也是我常说的,针灸医师不能是简单地、机械地重复针刺,而要做懂得辨证论治的真正中医。

问:您在诊疗疾病时喜欢询问患者的出生年月,这有什么特殊意义吗?

答:能问这个问题,说明你读书不是很全面。《黄帝内经》里面有几篇专门讲的是五运六气,我们习惯称作运气七篇,里面主要讲述的是天人合一的内容,讲述人与自然是一个有机整体,靠三阴、三阳紧密结合起来,不同年份出生的人体质不同,不同的年份对人体以及发病规律亦有影响。我对运气七篇的研究不深,但是我认为它对疾病的诊断、治疗、处方、用药以及养生具有很好的指导意义。比如2014年6月,2014年是甲午年,司天是少阴君火,在泉是阳明燥金,主气是少阳相火,火刑金,对于患有肺系疾病的患者来讲很不利。同样对于出生年月中有司天、在泉为少阴君火、少阳相火,或者大运为火的人影响较大。我们在诊断疾病或者指导养生的时候应考虑上述因素,治疗以凉性药物或者清淡饮食为主,在针灸治疗中应考虑泻热的一些穴位和手法。五运六气是中医基础理论的一部分,历代的大医都精通。

问：刚才您提到了体质，和《灵枢·阴阳二十五人》所说的体质有何差别？

答：要说五运六气里说的先天禀赋与体质和《灵枢·阴阳二十五人》里说的先天禀赋与体质，两者殊途同归，并不矛盾。前者是从出生年月时相的运气结构来判断的，后者是通过五行和气血在经脉中的运行来判断的。前者偏重于和疾病的关系，后者偏重于整体判断。比如说木形人，皮肤苍白、头小、脸长、身直、手足较小、大肩平背，有才干、有心机，体力差，耐受春夏，不耐受秋冬，易感受病邪，性格刚正不阿。对于木形人的特点概括的比较全面，甚至连性格都说了，这对于我们临床望诊具有很好的指导意义。看见木行人，我们就会想到他的特点，对于诊断疾病和判断疾病的预后有所帮助，甚至我们想到他的性格特点，刚正不阿，可以做古代的御史。对于运气学推算出的先天禀赋与体质比《灵枢·阴阳二十五人》里面的先天禀赋与体质更加细致，更偏重于对疾病的诊断。

问：您在诊疗疾病的时候强调一定要理论指导实践，应注意什么？

答：首先，要熟练掌握、继承中医的基础理论知识，对一些经典的中医著作要熟读，深刻领会并牢记其中精髓。1958年，党中央曾经提出，对于中医的学习应该系统整理、全面继承、发掘创新，大概就是这个意思。只有全面继承之后，在弄清中医的本来面目的基础上才能发掘创新、有所突破。一个人如果不能全面继承中医的思想，凭着对中医的一知半解而从事中医事业，那只能是管中窥豹，略见一斑，他的看法一定是片面的，是搞不好中医的。

其次，要重视临床实践。中医理论本来就是从实践中总结出来的，实践也是检验理论的唯一标准，通过临床实践能更好地帮助我们对理论进行理解，反过来能更好地指导临床，这是一个良性循环。

最后，在临床上要大胆应用中医理论，思维要宽，不必拘泥于前人经验，善于总结，形成自己的思维方法。有了自己的思维方法才能够创新，才能取得好的疗效。十几年前我遇到一个患儿，一岁半，泄泻，很多医生都认为是脾胃虚弱，用了健脾和胃的药，效果并不明显。我看了小孩的病历，结合小孩当时的基本情况，大胆辨证为肝郁泄泻，方用柴胡疏肝散加减，一剂而愈。大家都认为一岁半的小孩不可能有情志病，这只是定式思维，实际上只要理论功底扎实，运用所掌握的理论，大胆辨证用药，往往会取得意想不到的疗效。

问：您在治疗中风后遗症时，每次刺血必选少商、隐白二穴，这不同于其他医家主张在十二井穴刺血，其意义何在？

答：首先，我们要搞清楚中风后遗症的病机，即正气不足，邪气稽留，以经络不通、气血不足为主证，其病性为本虚标实，虚实夹杂。其次，要设立治疗大法，即补虚泻实。补就是要补气血，泻则是通经络。经络不通的根本原因是气血不通，气为血帅，血为气母。气不行，血必瘀滞，气行则血行，这是根本的中医基础理论，因此要重视肺经的重要性。肺主气，一指呼吸之气，肺为华盖，位置居于五脏六腑之上，运行宗气，肺朝百脉。二指水谷之精气，肺经起于中焦，乃宗气化生之处、宗脉之地，在中焦化赤为血，肺经带动血的运行。故气血的运行靠肺气的推动，肺气充盈是助心行血的必要条件，气行则血行。少商为肺经之井穴，是经气生发之处，刺之具有通肺经、祛瘀通络、和调气血之功。隐白为足太阴脾经之井穴，为太阴、阳明经交接之处，脾胃位于中焦，为气血生化之源，足阳明经为多气多血之经，故主血所生病，刺隐白通调脾胃表里二经，调阳明之经气，使脾胃和调，气血生化有源，正气得复。二者一通一补，共达益气通络之功。

另外，刺络放血疗法本身具有祛瘀通络、养血生血之效，少商、隐白为主穴，采用刺血疗法，治疗中风后遗症，无论是肢体障碍、言语障碍，或是唇喎舌僵，均具有很好的疗效。

任何病症，只要符合中医辨证，我们在临床上就可以灵活取穴用药。尤其是针灸治疗，在辨证准确的基础上可以少取穴位，在减少患者痛苦的前提下取得很好的疗效，这是每个针灸医师必备的基本功。

附录
刺络放血疗法的渊源及研究进展

刺络放血疗法是指运用特制的针具刺破人体的一定穴位或浅表的血络,放出少量血液以治疗疾病的方法。该方法治疗范围广,疗效显著,在临床治疗中发挥着重要的作用。

一、刺络放血疗法的渊源

刺络疗法源远流长,最早源于"砭石"。我国新石器时代,就有人在疼痛的患处,用锋利的石块将皮肤刺破,然后流出血来,伤痛则愈。在现存的文献中,此法最早见于马王堆出土的汉帛书《五十二病方》中,其中曾有"一引下其皮,以砭穿其旁"的记载,即用砭石刺破八髎以治疗疝气。刺络疗法的完整记载最早见于《黄帝内经》,书中共162篇,其中就有40篇是对刺血疗法的记载。如《灵枢·九针十二原》中言"凡用针者,虚则实之,满则泄之,宛陈则除之,邪胜则虚之",《灵枢·小针解》的解释是"宛陈则除之者,去血脉也",《素问·针解》亦言"宛陈则除之者,出恶血也",均明确说明瘀血和陈旧性病症采取出血的方法治疗,即刺络放血疗法。《灵枢·官针》中还对"络刺""攒刺""豹文刺"等属于刺络放血疗法范畴的刺法做了描述。《灵枢·血络论》对刺血疗法的应用范围做了阐述。总之,《黄帝内经》标志着刺血疗法的理论体系已基本形成。

唐、宋、金、元时期,各医家在《黄帝内经》的影响下,结合自己的临床实践,对刺血疗法进行了创新和发展。孙思邈对刺血疗法很重视,其著作《千金要方》中就记载有"喉痹,刺手小指爪纹中,出三大豆许血,逐左右刺,皆须慎酒面毒物。"王焘在《外台秘要》中较早地对刺血、拔罐疗法予以记载,如治虫伤"先以针刺螫处出血,然后角之"。金元时期的张子和以善攻下而闻名,他认为"出血之与发汗,名虽异而实同",用刺血疗法可使邪气从外解,故把刺血疗法包括在汗法之中,其采用刺血疗法的特点为:善用锇针,刺血部位多,出血量大。如其治眼病"宜上星至百会,速以锇针刺四五十刺,攒竹穴、丝竹穴上兼眉际一十刺两孔内,以草茎弹之出血。三处出血如泉,约二升许,来日愈大半,三日平复如故。""补土派"的代表李东垣也有对刺血疗法的见解,他除了将此疗法用于湿热、胃火、瘀阻经络等证外,还用于脾胃虚弱证,如"脾胃虚弱,感湿成痿,汗大泄,妨食,三里、气冲以三棱针出血。若汗不止者,于三里下三寸上廉出血。"至此,刺血疗法从单纯的治疗实证、热证扩展到虚证、寒证,在理论和临床实践上有了进一步的发展。在元代,医家王国瑞对刺血疗法做了一些描述,如治疗"眼目暴赤肿痛,眼窠红",可针刺太阳出血;治疗"浑身发黄""风毒瘾疹,遍身瘙痒,抓破成疮""青盲雀目""视物不明"等疾病,可于委中针刺出血等,这些均记载在其所编著的《扁鹊神应针灸玉龙经》中。

明、清时期是刺血疗法进一步发展、不断完善的时期,明代的著名针灸学家高武在《针灸聚英》中描述了许多适宜刺血的疾病,如"吐血多不愈,以三棱针于气街出血,立愈""腰痛,血滞于下,委中(出血)、肾俞、昆仑均灸"等。针灸大家杨继洲在《针灸大成》中详细地记载了关于中风急证采用刺血疗法治疗的内容:"初中风跌倒,卒暴昏沉,痰涎壅滞,不少人事,牙关紧备,药水不下,急以三棱针刺手十指十二井穴,当去恶血。"清代赵学敏的《串雅外编》中记载了:"急痧将死,将口撑开,看其舌处有黑筋三股,男左女右,刺出紫血一点,即愈。刺血忌用针,须用竹箸,嵌碎瓷碗尖为妙,中间一筋,切不可刺。"对于肠痧的治疗,可采取急刺出血,使毒向外排出。李学川于《针灸逢源》中提出对于黄疸的治疗亦可采取刺血方法,如"瘟疫六七日不解,以致热入血室,发黄身如烟熏。目如金色,口燥而热结,砭刺曲池出恶血,刺曲泽出血。"针刺眉心出血治疗产后血晕等妇产科应用刺血疗法的内容记载在清代妇科名家傅山的《傅青主女科》中。另外,陈自明的《外科精义》、江瓘的《名医类案》、徐灵胎的《医学源流论》、夏春农的《疫喉浅论》等,都对刺血疗法在临床应用中有了更多发挥。

民国期间由于西方医学传入,中医学面临被消灭的危险,但是由于中医药以它独特的疗效而存活了下来。刺络放血简便易行、疗效显著,亦在临床上广泛应用。

中华人民共和国成立后刺血疗法发展快速,刺络放血疗法的专著有《刺血疗法》《刺血医镜》《放血疗法》《民间简易疗法》《中国刺血疗法大全》《王正本刺血》和国外的一些刺络放血书籍如《心天泻血疗法》《图说刺络治疗》等。

近年来,在应用刺血疗法方面有了新的发展,在继承治疗一般传统疾病的基础上,其治疗范围不断扩大,广泛应用临床各科疾病,使刺血疗法的研究达到了新的高度。

二、刺络放血疗法的现代临床研究进展

(一)刺络放血疗法治疗周围性面瘫的临床进展

周围性面瘫,是指茎乳突孔或以下部位面神经的急性非化脓性炎症所致的急性周围性面神经麻痹,是临床常见病和多发病。本病可发生于任何年龄,一年四季均有发病,但以春、秋两季发病率最高,属于中医"中风""卒口僻""口眼歪斜"范畴。对于面瘫的治疗,针灸是治疗该病的首选疗法,临床上采用常规的针刺方法,效果良好。但除针刺方法以外,很多医家采取刺络放血疗法收效甚好,特别是在治疗顽固性面瘫方面,刺络放血疗法发挥了其优势,现将这一疗法在面瘫中的应用作以综述。

1.刺络放血疗法的应用情况

就近年来刺血疗法在面瘫中的应用来看,有单独应用,如张氏采用翳风点刺出血,出血量达 5~10mL,每日治疗 1 次,至发病第 6 日采取常规针刺治疗。郑智等取完骨、牵正、背俞等穴或面部浮络颜色异常处,每次取 3 处,采用刺络拔罐疗法治疗急性期面瘫。也有医者采用刺络拔罐与常规针刺配合治疗,如黄丽萍采用翳风穴刺络拔罐配合针刺治疗。亦有医家采用刺络拔罐配合 TDP 局部照射,联合常规针刺治疗急性期面瘫。对于顽固性面瘫的治疗,刺络疗法也发挥了较好的疗效,刘学兰等采用刺络拔罐加贴棉灸疗法治疗顽固性面瘫。曹文忠等采用刺络拔罐配合针刺及重灸局部的方法,对顽固性面瘫的治疗效果优

于单独应用针刺疗法。倪丽伟等采用刺络拔罐配合经筋刺法,针后行艾条隔姜灸局部腧穴,收效甚好。周亮君采用缪刺结合刺络拔罐法进行治疗,并与常规针刺法进行比较,效果较佳。

2.取穴特点

在应用中,刺血疗法的刺血部位也因面瘫的不同分期有所差别。临床中周围性面瘫一般分为三期,即急性期、静止期和恢复期。急性期刺血的部位是以耳部周围腧穴,如翳风、完骨、牵正,或背部的背俞穴为主;在静止期及恢复期,刺血的部位则是以面瘫局部取穴,如阳白、太阳、地仓等穴,或取面部血络凸显之处作为刺血的部位。也有医者将口腔黏膜等作为刺血之处治疗面瘫,如郑崇勇在患侧上、下眼睑结膜及颊膜处放血,配合针刺治疗周围性面瘫患者76例,总有效率为96.05%。

3.刺血量的掌握

在面瘫的临床治疗中,刺血疗法的放血量有多有少,一般情况下,在急性期,出血量大都较多,可达到5~10mL,常于三棱针刺血后,在局部加拔罐,以放出较大血量。申鹏飞认为刺络疗法是否能取得良好疗效,关键在于出血量。在经典的理论中曾指出,出血量的判定,应以出血颜色的变化为依据。所以在病变部位采用刺血后,在其上加以拔罐,这样可以对透明玻璃罐内出血量的多少直接观察。当达到预定标准,即行起罐,血尽邪出,迅速起效。静止期和恢复期,刺血以放出少量血为宜,一般采用皮肤针叩刺,以出血为度,总出血量一般不超过2mL,因本阶段多为本虚标实,祛瘀同时还应顾护正气;若出血量过大,则更易伤及正气,反而不利于面瘫的恢复。

(二)刺络放血疗法在中风后遗症及并发症中的应用

中风是临床常见病之一,具有发病率高、死亡率高、致残率高、复发率高及并发症多的特点,被医学界与冠心病、癌症并列为威胁人类健康的三大疾病。刺络放血疗法在中风后遗症及其并发症的治疗中也显示了独特优势。

1.刺络放血疗法在中风后遗症中的应用概况

中风后遗症包括偏瘫(半身不遂)、半侧肢体障碍、肢体麻木、失语等,临床中,对于改善症状,针刺是一个常用的治疗方法。但不少医家应用刺血配合针刺或单独应用刺血疗法,对于中风后遗症的恢复也有较显著的疗效。

金泽等采用针刺结合刺络疗法治疗中风后偏身感觉障碍。针刺选取焦氏头针感觉区、百会、风池(双侧),患侧曲池、肩髃、外关、合谷、阳陵泉、伏兔、丘墟、足三里、三阴交、太冲等穴进行常规针法,用平补平泻法,留针40分钟。待起针后进行刺络疗法,患侧上肢选择曲泽附近静脉肘正中静脉,患侧下肢选择委中附近静脉小隐静脉,分别采用注射器抽出血液2~3mL,出针时不进行棉球按压,待血液自行凝结为佳。对30例患者进行观察,其有效率高于单纯针刺,并且有显著性差异。俞红五等采用常规针刺加风府穴刺络与常规针刺治疗,对脑梗死后运动性失语症患者观察比较,提示风府穴刺络配合针刺比单独针刺治疗效果为佳,结果有显著性差异。倪卫民等采取皮肤针重叩肘横纹肱二头肌紧张部出血并加拔罐,针对中风后上肢肌张力增高的患者进行治疗,每周2次,经过1个月的治疗,患者的肌张力较前明显降低,且较常规针刺治疗有显著的差异性。

2.刺络放血疗法在中风后并发症中的应用概况

中风偏瘫后出现的患肢水肿是中风病临床常见的并发症之一,其主要特征是患肢水肿,尤以末梢部为甚。谭朝坚等以手十二井穴为主,采用刺络法,每次选取手井穴的3个,每处井穴点刺出血3~5滴。并配合中药熏洗患肢,疗效显著。也有医家选取肩关节各方向活动疼痛处作为刺络处,对中风后肩手综合征患者进行观察,提示刺络方法有较好的疗效,与常规针刺比较有显著性差异。

(三)刺络放血疗法在痛证治疗中的应用

痛证是指致病因素作用于机体,使机体发生病理改变,从而产生以疼痛为主要症状的一种病证。疼痛是一种机体内在的主观感受症状,是一种不愉快感觉和情感体验。疼痛可以发生在许多疾病中,也可以单独出现。发生疼痛的因素是多方面的,如六淫、七情、虫畜咬伤、跌扑损伤、烧烫伤、饮食劳倦等,均可导致经络、气血、脏腑病变,引起经气不利、气血运行障碍而致疼痛。痛证的范围相当广,它可以表现在人体全身上下、内外各个部位,如头痛、胸胁痛、胃脘痛、腹痛、腰痛、肌肉关节痛等。

1. 刺络放血疗法在头痛治疗中的应用

张会莲等采用刺络放血疗法对 49 例经行头痛患者进行临床观察,取双侧肝俞、膈俞、心俞为刺血点,并于刺血后在其上拔罐,出血 1～3mL,每月经行前 1 周开始刺络放血治疗 1 次,3 个月经周期为 1 个疗程,共治疗 2 个疗程。结果该方法组改善疼痛程度和减少疼痛时间优于口服中药组,有显著性差异。杨拓对 15 例血管性头痛患者采用大椎穴刺络拔罐疗法治疗,10 天为 1 个疗程,1 个疗程后进行临床疗效评定。结果有效率为 93.33%,治愈率为 65%。黎崖冰选取百会及患侧太阳、阳陵泉和风池作为刺血部位,每穴出血 8～10 滴,隔天治疗 1 次,对 78 例偏头痛患者采取刺络放血疗法治疗,其短期疗效和远期疗效均显著好于西药。牛兰香对 34 例偏头痛患者采用刺络放血疗法观察疗效,其取患侧太阳、风池、头维、百会及阿是穴行针刺后,起针时摇大针孔,并挑破周围血管壁少许,每穴放出 2 或 3 滴血液,治疗后与单纯针刺比较,其疗效明显优于对照组。程淑萍等采用以角孙刺络放血为主,配合针刺治疗偏头痛取得较好的临床疗效。

2. 刺络放血疗法在三叉神经痛治疗中的应用

王钏等采用面部局部游走罐配合选取患侧面部、双侧四肢穴位放血治疗三叉神经痛,并与口服卡马西平进行对照。结果显示,游走罐配合刺络放血疗法对三叉神经痛有较好的治疗作用,其疗效明显好于口服卡马西平组。金泽等对 31 例三叉神经痛患者先于面部相应腧穴电针后,取暴露口腔内近痛点的静脉点刺放血治疗,并与口服卡马西平组比较,有显著差异。徐杰等对 72 例三叉神经痛患者采用梅花针重叩患侧下关、迎香、颧髎等面部腧穴,如出血不够者,加拔罐;并用三棱针点刺内庭、行间、侠溪,其结果总有效率为 100%。徐刚等以背部 T_1～T_2 范围的阳性反应点为刺血部位,刺血后加拔罐,治疗 21 例原发性三叉神经痛患者,其有效率达96.2%。尚艳杰采用面部局部腧穴针刺,配合患侧疼痛支痛点(扳机点)刺络拔罐法对36例三叉神经痛患者临床观察,结果显示其总有效率为98.4%。

3. 刺络放血疗法在膝骨关节炎中的应用

王剑波等采用一次性采血针在患侧内膝眼、犊鼻及膝关节阿是穴上反复点刺数次(以皮肤潮红、有数个出血点为度),后在点刺部位予以拔罐治疗。对30例老年膝骨关节炎患者观察,并与西药治疗比较。结果显示,刺络放血治疗在改善患者疼痛、关节僵硬、功能困难方面明显优于西药治疗,而且临床未见明显不良反应。

4. 刺络放血疗法在颈椎病中的应用

颈椎病,属于中医"痹病"的范畴,是临床中的一种常见病和多发病。由于现代生活节奏的加快,以及电脑的普及和应用,颈椎病的发病年龄趋于年轻化。其临床特点是以颈肩部疼痛为主,伴有头晕、头痛、上肢麻木、肌肉萎缩,严重者双下肢痉挛、行走困难,甚至四肢麻痹、大小便障碍,出现瘫痪等。临床中一般将颈椎病分为颈型、神经根型、椎动脉型、交感神经型、脊髓型和其他型(食管压迫型等)六型。刺络疗法在临床中常应用于神经根型和椎动脉型颈椎病的治疗中。

管恩福等采用正骨手法配合颈部压痛点刺络拔罐对158例神经根型颈椎病患者治疗,结果治愈率为52.56%,总有效率为98.08%。崔富英以大椎穴、相应椎体痛点、肩井和尺泽穴作为刺血点,刺络放血,每15天1次,并配合定位旋转、提推复位法治疗神经根型颈椎病,42例患者中痊愈30例,总有效率为95.2%。胡晓斌等选取32例椎动脉型颈椎病患者,采用百会、大椎、头维三穴点刺放血治疗,每两三日治疗1次,连续治疗7次,总有效率为93.75%。刘慧琴采用电针颈夹脊穴配合百会、大椎刺络放血治疗椎动脉型颈椎病,30例患者中治愈18例,好转9例,未愈3例,总有效率为90%。

5. 刺络放血疗法在腰痛中的应用

郑宏立采用委中穴刺络放血;配合奇穴腰痛点针刺方法治疗急性腰扭伤,

对 48 例患者进行观察,其有效率达 91.7%。谢定邦对 60 例腰椎间盘突出症患者采用圆利针,以合谷刺法对突出椎间盘上、下两棘突的中点及突出椎间盘上、下两棘突的中点旁开 3~3.5cm(患侧);环跳、居髎、委中、承山等处进行针刺,每日治疗 1 次,并配合刺络拔罐法于委中、环跳、突出椎间盘上下两棘突的中点旁开 3~5cm、金林穴(董氏奇穴)等处操作,每 5 日治疗 1 次,总有效率为96.7%。周尚德等对刺络拔罐疗法治疗第 3 腰椎横突综合征的临床疗效进行观察,以第 3 腰椎横突的压痛点和硬结作为放血点,采用一次性 5 号注射针头快速闪刺 4 或 5 次,配合拔罐,留罐 5 分钟,出血量达 3~5 mL。每周治疗 1 次,至症状消失,最多不超过 4 次。结果发现,刺络拔罐放血法治愈率明显高于普通电针法。

6. 刺络放血疗法在外伤瘀血性疼痛(急性踝扭伤、腰扭伤)中的应用

刺络放血疗法也常用于外伤瘀血性疼痛的疾病中,如对急性踝扭伤、腰扭伤等都有较好的治疗效果。

张敬涛等选取三组腧穴(①腰阳关、局部压痛点、委中、昆仑;②腰俞、腰阳关、委中;③腰俞、委中、腰阳关、后溪以及腰部压痛点)为刺络拔罐部位,并配合推拿治疗急性腰扭伤。通过对 50 例腰扭伤患者进行疗效观察,结果有效率为100%,说明刺络拔罐配合推拿对急性腰扭伤有较好的治疗作用。王文智以踝关节扭伤处为刺络处,采用刺络拔罐法对 73 例急性踝关节患者进行治疗,其有效率达 100%,明显优于常规针刺治疗,说明刺络拔罐法对急性踝关节扭伤有较好的祛瘀通络、消肿止痛的作用。杨晓芳等采用十宣刺血,配合针刺五虎穴(董氏奇穴)对 30 例手指扭挫伤患者进行治疗观察,其有效率达到 96.67%,该方法具有宛陈续新、开窍泻热、和血消肿的作用,效果显著。

7. 刺络放血疗法在内脏痛中的应用

王昭辉等于委中青紫脉络处,选用三棱针刺络放血治疗 130 例肾绞痛患者有较好的止痛作用。张文义取曲泽刺络放血治疗急性单纯性胃炎腹痛 100 例,治疗时,医者用止血带扎紧上臂,于肘内曲泽部浅静脉充血暴露处以三棱针点刺出血。结果 86 例痊愈,好转 14 例,有效率为 100%。周秀荣通过针刺关元、

三阴交、太冲,于针刺后选取三阴交或次髎或臀部痛性皮下结节或条索状反应物为阿是穴,行刺络拔罐治疗原发性痛经,40 例患者的治愈率为 97.5%,效果明显优于口服布洛芬组。

（四）刺络放血疗法在皮肤病中的应用

痤疮是一种毛囊皮脂腺的慢性炎症,好发于面部、上胸部及背部等皮脂腺丰富的部位,常影响美容,应用刺络拔罐法治疗痤疮,有效率多在 85% 以上,使用频率较高的穴位有大椎、背俞和膈俞穴。临床上除了单独应用刺络放血疗法以外,还常配合针刺、耳针、电针、火针、中药等方法,疗效更加显著。侯慧先等针对肝郁气滞型黄褐斑患者采用刺络拔罐法治疗,在辨证取穴的基础上,对所取穴位行拔罐后,再采用刺络拔罐,每次出血量达 80～100mL,每周治疗 1 次,4 次为 1 个疗程,并与口服中成药组对比,结果刺络拔罐法疗效明显优于口服中药组。

马新等采用针刺血海、三阴交、曲池、合谷配合耳尖刺络放血,于脾俞、膈俞、委中、大椎及皮损局部刺络拔罐治疗湿热蕴肤型急性湿疹 10 例,痊愈 6 例,显效 3 例,有效 1 例。

赵玉广等采用双侧曲池、血海、肺俞、足三里穴刺络拔罐治疗慢性荨麻疹45 例,并与常规针刺上述各腧穴组进行比较,结果显示,刺络拔罐针刺组较针刺组有明显的优势。

曹西军以梅花针叩局部刺络拔罐治疗带状疱疹 42 例,结果显示,所有患者经 1 次治疗后局部疼痛明显减轻,周围不再有水疱出现,隔日治疗 1 次,治疗3 或 4 次即可痊愈,疼痛完全消失,局部不留后遗症,疱痂脱落后无疤痕,总有效率为 100%。顾怡勤采用三棱针于双侧少商点刺出血,至血自然停止。3 天后复诊,如果患部疱疹未开始结痂,则需再行治疗 1 次,总治疗次数不超过 3 次,并配合口服自拟方药。共对 67 位患者进行临床观察,总有效率达 94.03%。于眉等对 35 例带状疱疹患者给予疱疹局部刺络放血拔罐治疗,结果显示,刺络放血拔罐疗法的疗效明显优于常规西药治疗。

（五）刺络放血疗法在五官科疾病中的应用

李聚生通过在然谷穴处直径 3cm 范围内,寻找浅表小静脉,采用三棱针点刺放血治疗慢性咽炎,每次放血量为 1~20mL,每次取单侧放血,3 或 4 天治疗 1 次,4 次为 1 个疗程。经过 2 个疗程对 63 例患者治疗后,治愈 30 例,好转 28 例,无效 5 例。邓存国等对 60 例麦粒肿患者采用曲池穴刺络放血进行治疗,每次刺血一侧,先取左侧后取右侧,每穴出血 2 或 3 滴,每天治疗 1 次,4 次为 1 个疗程。结果显示,第 1 个疗程有 51 例治愈,第 2 个疗程有 9 例治愈,治愈率达 100%。霍勤等观察了 60 例原发性开角型青光眼患者采用内迎香穴刺络放血疗法的作用,其用小号三棱针点刺内迎香,待鼻中血外溢至血不流为止,分别在治疗前后的 2 个时间点测各组患眼眼压,取平均值。结果显示,内迎香穴刺络放血具有确切的降低眼压作用。田明涛采用耳尖处划痕放血法对 80 例流行性腮腺炎患者进行观察,用三棱针以耳尖为中心沿耳郭的自然弧度画一弧线,长约 1cm,使之点状出血约 2 分钟。结果显示,74 例治愈,4 例显效,2 例有效。

（六）刺络放血疗法在其他疾病中的应用

朱山坡等对 88 例眩晕患者采用耳背刺络放血加针刺治疗,先在耳背部静脉点刺,出血 3~5mL,再选肝、枕、晕点、脑等耳穴 1 或 2 处,点刺放血,每 3 日治疗 1 次,两耳交替,结合针刺治疗,7 日为 1 个疗程。2 个疗程后,痊愈 66 例,显效 22 例,总有效率为 100%。王赟等选取天宗、肝俞分别点刺放血,刺血后拔罐 5~10 分钟,每周 1 次,7 次为 1 个疗程,共治疗 232 例乳腺增生病患者,总有效率为 100%。徐荣海采用肺俞穴刺络拔罐,结合合谷、复溜穴位埋针治疗 32 例多汗症患者,经 3 次治疗后全部有效。

三、刺络放血疗法的实验研究

（一）刺络放血疗法对外周血液的影响

刺络放血疗法能够改善慢性病患者血液流变学的异常状态,对血液流变学的红细胞聚集指数、红细胞压积、红细胞刚性指数都有改善作用,通过刺络放血疗法,急性期肩周炎患者的全血黏度、血浆黏度及血小板聚集率都有不同程度的降低。刺络放血疗法能够改善微循环,促进组织供血和减轻缺氧状态,可能是通过降低颈椎病患者血液中的细胞间黏附分子 - 1(ICAM - 1)的表达实现的。另外,刺络放血可使血液中白细胞增多,对外周血中 T 淋巴细胞有升高的作用,亦能明显抑制血液中 IL - 1β、TNF - α 含量,降低外周血 IL - 4和总 IgE 水平,从而增强机体的抗炎作用。富含致痛物质的血液可通过刺络放血疗法直接放出,同时使放血局部产生负压吸引的作用,新鲜血液加速流动,致痛物质得以稀释,浓度降低,从而达到祛瘀生新的效果,使局部微循环得到改善,进而促进损伤组织的修复。

(二)刺络放血疗法对脑保护的作用

刺络放血疗法可以改善脑组织的供血状况,通过对浅表静脉放血,使脑内血液的流速、流量、组分、压力得到调整,还对脑梗死患者凝血和抗凝血功能有明显的改善作用。刺络放血疗法可降低鼠脑缺血后脑组织中 NO 及丙二醛(MDA)含量,能抑制脑组织一氧化氮合酶(NOS)活性的升高,可提高超氧化物歧化酶(SOD)活性,清除自由基,减轻脂质过氧化反应,降低自由基对脑组织损伤。刺络放血疗法可使缺血区局部脑组织氧分压升高、氢离子浓度降低,因急性缺血性损伤造成的低氧状态和酸中毒得到缓解,阻止钙离子向细胞内迁移,降低兴奋性氨基酸(EAA),减轻神经毒性,从而改善预后。在脑缺血早期,井穴放血能够有效抑制致热性细胞因子白介素(IL - 1β)的表达,从而起到很好的泻热抗炎效果,以发挥脑保护作用。另有实验证明,刺络放血提高皮层脑组织脑内原癌基因蛋白的含量,上调热休克蛋白70的表达水平,改善神经细胞的应激能力,减缓神经细胞凋亡,通过热休克蛋白70调节细胞膜钙离子通道,从而提高缺血区脑组织的抗损伤修复能力,抵抗缺血性脑损害的进一步发展,而达到神经保护的作用。

四、总结分析与展望

(一)临床应用分析

从刺络放血疗法的临床应用来看,其适应证范围较广,涉及神经系统疾病、心脑血管疾病、内分泌疾病、消化系统疾病等多个系统疾病。但就现有文献来看,大部分文献仅停留在对该方法的临床观察方面,采取多中心大样本的临床研究更是少之又少。

通过文献分析刺络放血疗法具有泻热解毒、祛瘀通络、活血止痛、醒脑开窍、调和气血、扶正祛邪、调整阴阳等作用,故临床上多用于热毒内蕴、气滞血瘀、痰热蒙蔽清窍等实证。国医大师贺普仁教授提出了"以血行气"的刺络放血法,以强令血气经脉通行。故将刺络放血疗法归纳为贺氏三通法之一——强通法。强通法有启闭开窍、镇吐止泻、行气活血等功能,贺老在临床上将其归纳为十个方面的作用,即退热、止痛、解毒、泻火、止痒、消肿、治麻、镇吐、止泻及急症解救。就目前临床应用而言,刺络放血法治疗热证、实证较多,而对于寒证、虚证的治疗较少。

临床中,刺络放血部位的选取有以辨证取穴为主,亦有以浅表血络为主和以病变局部取穴者。刺络放血工具也是多种多样,有毫针、三棱针、采血针、注射针头等,使用时,无明确规定。至于放血量的界定也不一,以微量、少许、数滴、大量等形容,没有统一标准。

(二)现代研究情况

近年来,从刺血疗法的现代研究情况来看,机理实验研究也有更进一步的发展,从细胞学到较深层次的分子生物学方面,其已有初步的探讨结论,在血液、循环、神经、运动、免疫防御等系统方面均有一定的阐述,但是刺络放血对人体的影响是多方面的,如对糖和脂肪代谢过程、血管内皮系统的影响等。就研究的层面上来看,基因水平的研究鲜有报道,因此,关于刺络疗法的机理研究还有待更深层次的探讨。

(三)展望

刺络放血疗法这一凸显中医特色的绿色疗法,在临床中有很强的生命力,为了使这一疗法在临床中得以广泛推广应用,还需要做以下的努力。

(1)就目前刺络放血疗法的临床应用来看,还应该扩大其适用范围,特别是在寒证、虚证等方面的应用,应加强临床研究,充分发挥刺络放血疗法的临床治疗作用。

(2)临床中的刺血工具种类繁多,应规范其各自的操作方法和应用范围。

(3)就刺血量而言,应采用较为明确的标度对刺血量加以界定,进一步规范,如"滴""毫升"等容量单位。

(4)应加强对刺络放血疗法的实验研究,特别是从分子生物学、遗传学等方面研究,为该疗法的临床应用提供更深层次的科学依据。

总之,刺络放血疗法在临床中疗效可靠、简便易行,应作为实用技术在基层予以推广应用,但其操作更应规范化,机理实验研究需更加深入化,对探索该疗法临床应用的普遍规律性,以及对该疗法在临床中进一步广泛推广应用都有着重要的意义。

参考文献

[1] 刘少林,刘光瑞.论中医刺血术[J].重庆中医药杂志,1989:34 – 35.

[2] 张彦.周围性面神经炎急性期刺络放血的疗效观察[J].内蒙古医学杂志,
2011,43(14):47 – 48.

[3] 郑智,魏文著,文胜.刺络放血结合拔罐治疗贝尔面瘫临床观察[J].上海针
灸杂志,2013,32(12):1030 – 1031.

[4] 黄丽萍,张晓霞,孙玲莉.翳风穴刺络拔罐治疗急性期周围性面瘫 65 例
[J].陕西中医,2013,33(12):1657 – 1658.

[5] 梁洁玲.刺络放血治疗面瘫急性期的临床研究[J].中医临床研究,2011,14
(3):65 – 66.

[6] 刘学兰,王志兴.刺络拔罐加贴棉灸治疗顽固性面瘫疗效观察[J].湖北中
医杂志,2007,29(4):46 – 47.

[7] 曹文忠,张志国,鲁平平,等.不同针刺法治疗顽固性面瘫的临床疗效观察
[J].四川中医,2012,30(4):107 – 109.

[8] 倪丽伟,卞金玲,石学敏.经筋刺法为主治疗顽固性面瘫 43 例[J].云南中
医杂志,2011,32(6):73 – 74.

[9] 周亮君.缪刺结合刺络拔罐法治疗顽固性面神经麻痹临床研究[J].中医临
床研究,2012,23(4):16 – 18.

[10] 郑崇勇.睑结膜及颊黏膜刺血为主治疗顽固性周围性面瘫 76 例[J].四川

中医,2005,23(1):88.

[11] 申鹏飞.石学敏教授刺络疗法临证经验浅析[J].新中医,2009,41(9):10-11.

[12] 金泽,刘承薇.针刺结合刺络疗法治疗中风后偏身感觉障碍的临床观察[J].针灸临床杂志,2013,29(7):25-26.

[13] 俞红五,朱才丰,秦晓凤.风府穴刺血治疗脑梗死后运动性失语症临床研究[J].光明中医,2014,29(6):1248-1249.

[14] 倪卫民,沈洁.刺络拔罐法对减低中风后上肢肌张力增高的临床研究[J].上海针灸杂志,2004,23(7):10-11.

[15] 谭朝坚,李金香,刘智,等.手十二井刺络放血配合中药熏洗治疗中风偏瘫后患肢水肿[J].中国针灸,2007,27(12):889-891.

[16] 彭炼,王泽涛,李里,等.从络病理论论治中风后肩手综合征临床观察[J].中国中医急症,2012,21(3):448-449.

[17] 袁永春.刺络拔罐治疗中风后偏瘫肩痛30例[J].中医研究,2008,21(4):54-56.

[18] 吉康生.痛证浅析[J].中国中医基础医学杂志,1998,4(8):44-46.

[19] 张会莲,王国书,赖秀娟.刺络放血治疗经行头痛疗效观察[J].上海针灸杂志,2014,33(8):736-737.

[20] 杨拓.大椎穴刺络拔罐法治疗血管性头痛15例.云南中医中药杂志,2011,32(8):51.

[21] 黎崖冰.刺血法治疗偏头痛的临床研究[J].时珍国医国药,2009,20(7):1720-1721.

[22] 牛兰香.刺血疗法治疗偏头痛34例疗效观察[J].中医临床研究,2013,5(19):30-31.

[23] 程淑萍,程光宇,龚誉华.毫针刺血角孙穴为主治疗偏头痛的临床体会[J].针灸临床杂志,2012,28(10):17-18.

[24] 王钏,尹莹.游走罐配合刺血疗法治疗三叉神经痛20例[J].中医外治杂

志,2013,22(6):36－37.

[25] 金泽,冯雪,王玉琳.电针配合刺血治疗三叉神经痛疗效观察[J].上海针灸杂志,2012,31(10):719－720.

[26] 徐杰,徐桃英.刺血疗法治疗原发性三叉神经痛72例[J].上海中医药杂志2010,44(11):61.

[27] 徐刚,李爽.刺血、拔罐治疗原发性三叉神经痛26例[J].中国针灸,2005,25(8):576.

[28] 尚艳杰.针刺配合扳机点刺血拔罐治疗三叉神经痛65例[J].中国民间疗法,2003,11(2):15－16.

[29] 王剑波,郭锦荣,吴克明.刺络放血治疗老年膝骨关节炎疗效观察[J].上海针灸杂志,2014,33 (11):1048－1050.

[30] 管恩福,刘彦璐,李绍旦,等.正骨手法结合刺血拔罐治疗神经根型颈椎病临床观察[J].中国中医急症,2014,23(8):1418－1420.

[31] 崔富英.刺血疗法配合旋提手法治疗神经根型颈椎病42例[J].河北中医,2010,32(7):1036－1037.

[32] 胡晓斌,鄢燕.刺血疗法治疗椎动脉型颈椎病32例[J].河南中医,2012,32(7):900.

[33] 刘慧琴.电针颈夹脊穴配合刺血疗法治疗椎动脉型颈椎病30例[J].中国民间疗法,2014,22(2):25.

[34] 郑宏立.放血结合针刺治疗急性腰扭伤48例疗效观察[J].北京中医药,2014,33(6):448－449.

[35] 谢定邦.圆利针结合刺血拔罐治疗腰椎间盘突出症60例[J].中国针灸,2013,33(10):956.

[36] 周尚德,李娟,梁政.拔罐放血疗法治疗第3腰椎横突综合征60例[J].中医药导报,2014,20(16):93－94.

[37] 张敬涛,陈胜林.刺血拔罐联合推拿治疗急性腰扭伤50例临床观察[J].实用中医内科杂志,2014,28(10):151－153.

［38］王文智.刺络拔罐治疗急性踝关节扭伤73例［J］.上海针灸杂志.2009,28（5）:282.

［39］杨晓芳,王仕阳,段沛涛.针灸结合刺血治疗手指扭挫伤30例［J］.中医外治杂志,2012,21（5）:23.

［40］王昭辉,陈璇如.委中刺络治疗肾绞痛130例［J］.中国中医急症,2007,16（10）:1269-1270.

［41］张文义.曲泽放血治疗急性单纯性胃炎［J］.中国针灸,2003,25（1）:35.

［42］周秀荣.针刺配合刺络放血治疗原发性痛经及护理［J］.中国中医药远程教育,2014,12（7）:70.

［43］田楠,陶晓雁,周宇,等.刺络拔罐治疗痤疮临床研究进展［J］.环球中医药,2012,5（6）:473-476.

［44］侯慧先,赵起.刺络放血拔罐疗法治疗黄褐斑（肝郁气滞型）的临床观察［J］.中医药信息,2014,31（2）:93-94.

［45］马新,周鸿飞.针刺及刺络放血拔罐治疗湿热蕴肤型急性湿疹10例.实用中医内科杂志,2012,26（11）:76-77.

［46］赵玉广,罗双喜.刺血疗法治疗慢性荨麻疹45例［J］.中医研究,2008,12（6）:62.

［47］曹西军.刺血拔罐治疗带状疱疹42例［J］.中医外治杂志,2007,16（4）:23.

［48］顾怡勤.少商刺络放血联合中药内服外敷治疗带状疱疹临床观察［J］.中国中医药信息杂志,2014,21（12）:104-105.

［49］于眉,李玲.刺络放血拔罐治疗带状疱疹34例临床分析［J］.中国现代医药杂志,2014,16（11）:63-64.

［50］李聚生.然谷穴点刺放血治疗慢性咽炎［J］.中国针灸,2006,26（9）:613.

［51］霍勤,申琪.内迎香穴点刺放血对原发性开角型青光眼患者眼压的影［J］.中国针灸,2009,29（8）:629-630.

［52］田明涛.耳尖穴部位划痕放血疗法治疗流行性腮腺炎80例［J］.中国现代

医药杂志,2007,9(6):122.

[53] 朱山坡,安洪泽.耳背放血加针刺治疗眩晕 88 例[J].上海针灸杂志,
2011,30(2):125-126.

[54] 王赟,赵郸.华刺血疗法治疗乳腺增生 232 例临床分析[J].中国现代药物
应用,2011,5(6):70-71.

[55] 徐荣海.刺络拔罐结合穴位埋针治疗多汗症 32 例[J].中国针灸,2007,27
(6):444.

[56] 从莘,金庆文,李耀芳.刺血治疗对慢性病患者血液流变学的影响[J].深
圳中西医结合杂志,2002,12(6):346-347.

[57] 李佩芳,曹奕,王二争.刺络放血对 2 型糖尿病周围神经病变和血液流变
学的影响[J].针灸临床杂志,2004,20(12):38-40.

[58] 崔峻,魏华娥,刘星.综合刺络疗法治疗急性期肩周炎临床及血液流变学
的影响[J].江西中医药,2005,36(10):55-56.

[59] 王占慧,刘凌.刺络疗法治疗疖肿 28 例[J].上海针灸杂志,2006,25
(10):20.

[60] 周厚强,邓世发,罗桂兴,等.刺络放血并按摩眼部对外周血中 T 淋巴细胞
的影响[J].针灸临床杂志,1998,14(12):10-11.

[61] 杨改琴,黄丽萍,黄崇亚,等.刺血疗法对 KOA 模型兔膝关节骨内压及血
液中 IL-1β、TNF-α 含量的实验研究[J].陕西中医,2014,35(9):
1261-1262.

[62] 陈永红,吕琳,陈红,等.穴位刺血疗法对实验性变应性鼻炎 IL-4 和血清
总 IgE 的影响[J].广西中医药,2003,26(1):49-51.

[63] 钟超英.刺络放血法治疗痛症应用概况[J].广西中医药,2004,27(3):
126-127.

[64] 张建斌,姜亚军,芦慧霞,等.刺络放血疗法对脑梗死恢复期患者凝血系统
的影响[J].中国针灸,2003,23(1):44-47.

[65] 黄碧兰,程静."手十二井穴"刺络放血对大鼠局灶性脑缺血后 NO 含量和

NOS 活性的影响[J].咸宁学院学报(医学版),2004,18(5):312-314.

[66] 黄碧兰,余良主,刘寿仙,等."手十二井穴"刺络放血对大鼠局灶性脑缺血后 SOD 活性和 MDA 含量的影响[J].咸宁学院学报(医学版),2005,19(1):4-6.

[67] 何树泉,郭义,马岩番,等.手十二井穴刺络放血对实验性脑缺血大鼠缺血区 H^+ 浓度影响的实验研究[J].针灸临床杂志,2002,18(2):43-44.

[68] 郭义,胡利民.手十二井穴刺络放血对实验性脑缺血大鼠缺血区胞外 Ca^{2+} 浓度影响的动态观察[J].针灸临床杂志,1999,15(6):48.

[69] 任秀君,图娅,郭义,等.手十二井穴刺络放血法对脑缺血大鼠局部兴奋性氨基酸的动态观察[J].北京中医药大学学报,2001,24(6):48-50.

[70] 任秀君,图娅,郭义,等.手十二井穴刺络放血法对实验性脑缺血组织一氧化氮浓度的影响[J].北京中医药大学学报,2001,24(4):51-53.

[71] 冯晓红,张果忠,王秀云,等.针药结合对实验性脑缺血大鼠缺血区 IL-1β 影响的实验研究[J].辽宁中医杂志,2014,41(8):1756-1758.

[72] 王秀云,刘公望,郭义,等.手十二井穴刺络放血法对 MCAO 模型大鼠大脑皮层 C-Fos 蛋白表达的影响[J].上海针灸杂志,2004,23(12):39-41.

[73] 王秀云,刘公望,郭义,等.井穴刺络放血法对 MCAO 模型大鼠大脑皮层 HSP70 蛋白表达的影响[J].天津中医药,2005.22(6):477-478.

[74] 王芬,罗丁.近 40 年刺络放血疗法的临床运用概况[G].全国首届刺络放血研究及临床学术交流会,天津,2003.

[75] 李岩.贺普仁教授访谈录暨其"刺络放血"学术思想[J].针灸临床杂志,2005,21(7):2-3.

[76] 邱幸凡,陈刚.络脉的独特生理功能[G].中国医药学报,2003:13-14.

[77] 王雪争,郭义,刘庆华.刺络放血疗法治疗虚证之我见[J].针灸临床杂志,2009,5(2):6-8.

[78] 乔文雷.刺络放血抗衰老作用的探析[J].中国针灸,1994,14(2):47.

[79] 尚希福,黄炎,孔荣.放血增加自体骨髓基质干细胞浓度实验研究[J].解

剖与临床,2005,10(2):108-109.

[80] 周厚强,邓世发,罗桂兴,等.刺络放血并按摩眼部对外周血中 T 淋巴细胞的影响[J].针灸临床杂志,1998,14(12):10-11.

[81] 崔峻,章美琼.刺络放血对实验性血瘀证血液流变学及微循环的影响[J].中国针灸,1995(1):37.

[82] 郭义.实验针灸学[M].北京:中国中医药出版社,2008.